Anja Maria Reichel

Traumasensible psychiatrische Pflege

Psychiatrie Verlag

Herausgeber und Autorin

Die Reihe »better care« wird herausgegeben von
Manuela Grieser, Studienleiterin des Fachbereichs Gesundheit an der Berner Fachhochschule
Prof. Dr. habil. Michael Schulz, Gesundheitswissenschaftler und Krankenpfleger, Honorarprofessur an der Fachhochschule der Diakonie in Bielefeld, Mitarbeiter im Krankenhausdezernat des Landwirtschaftsverbandes Westfalen Lippe, Mitarbeiter der Stabsgruppe für Klinikentwicklung und Forschung am LWL-Klinikum Gütersloh
Dr. Gianfranco Zuaboni, Pflegewissenschaftler und Leiter der Abteilung Pflegeentwicklung im Sanatorium Kilchberg, Zürich

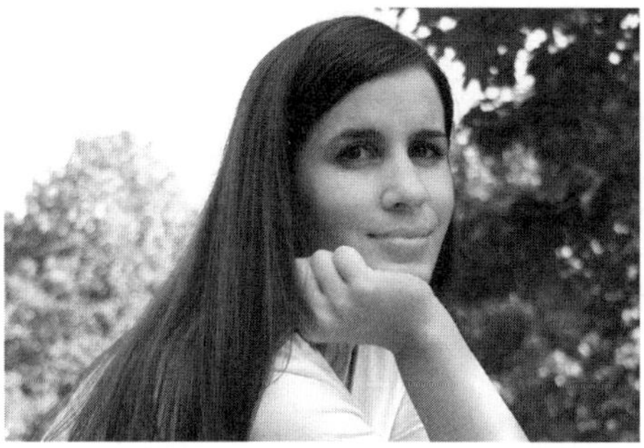

Anja Maria Reichel, MSc Nursing Studies, ist stellvertretende Pflegedirektorin der Asklepios Fachklinik für Psychotherapie und Psychosomatik Tiefenbrunn und hat eine Weiterbildung zur traumazentrierten Fachbegleitung und -betreuung nach den Richtlinien der deutschsprachigen Gesellschaft für Psychotraumatologie (DeGPT) gemacht.

better **care** 8

Anja Maria Reichel

Traumasensible psychiatrische Pflege

Anja Maria Reichel
Traumasensible psychiatrische Pflege
Better Care 8
1. Auflage 2019
ISBN-Print: 978-3-88414-699-6
ISBN-PDF: 978-3-88414-973-3

Bibliografische Information der Deutschen Nationalbibliothek
Die Deutsche Nationalbibliothek verzeichnet diese Publikation in der Deutschen Nationalbibliografie; detaillierte bibliografische Daten sind im Internet über http://dnb.ddb.de abrufbar.

Hinweise
Bei den in diesem Buch angegebenen Verfahren und Methoden sowie den Hinweisen zur medikamentösen Behandlung hat die Autorin den aktuellen wissenschaftlichen Stand berücksichtigt. Autorin und Verlag können aber keine Garantie für die Vollständigkeit und Wirksamkeit der Inhalte geben.

Lektorat: Karin Koch, Köln
Umschlagkonzeption und -gestaltung: GRAFIKSCHMITZ, Köln, unter Verwendung eines Bildes von time. / photocase.com
Typografiekonzeption und Satz: Iga Bielejec, Nierstein
Druck und Bindung: medienHaus Plump GmbH, Rheinbreitbach

Downloadmaterialien

Traumaspezifische Patientenedukation
Infoblatt Traumatische Reaktion
Infoblatt Symptome der Posttraumatischen Belastungsstörung
Infoblatt Besonderheiten komplexer Traumafolgestörungen
Infoblatt Trauma und Gedächtnis
Infoblatt Traumaexpositionen
Infoblatt PTBS als Stressverarbeitungsstörung
Infoblatt Täterintrojekte
Infoblatt Dysfunktionale Kognitionen
Infoblatt Dem Inneren Kind begegnen
Ablaufplan einer traumaspezifischen Patientenedukationsgruppe
Übungsblatt Meine persönlichen Trigger
Übungsblatt Reorientierung auf das Hier und Jetzt
Übungsblatt Imaginative Distanzierungstechniken: Rücklauftechnik
Übungsblatt Imaginative Distanzierungstechniken: Tresorübung
Übungsblatt Angenehme Gefühle sammeln
Übungsblatt Übermäßige Wachsamkeit aufgeben
Übungsblatt Liebevolle und lieblose Erwachsene
Anleitung einer Imaginationsübung: Das klärende Bad im Meer

Dokumentation aufdeckender Traumaarbeit
Dokumentationsbogen für Traumaexpositionssitzungen
Erläuterungen zum Traumaexpositionsbogen

Selbstfürsorge
Arbeitsblatt Schematisierte Belastungsanalyse
Drei Rezepte für aromatherapeutische Entspannungsöle

www.psychiatrie-verlag.de/de/buecher/detail/book-detail/traumasensible-psychiatrische-pflege.html

Vorwort

Nicht nur im psychiatrischen oder psychosomatischen Kontext treffen Pflegende auf Menschen, die psychische Krisen durchleben oder psychosoziale Hilfen benötigen. Es ist vielmehr charakteristisch für unsere Zeit, dass Pflegende in allen Pflegesettings – ob Altenheim, häusliche Versorgung oder Krankenhaus – auf Menschen treffen, die aktuell oder in der Vergangenheit traumatisierende Situationen erlebt haben. So wissen wir z.B., dass die Mehrzahl der Menschen in Einrichtungen der Altenhilfe traumatische Erfahrungen gemacht haben. Nicht selten äußert sich dies durch Unruhe, Fluchtreaktionen oder Aggression.

In jüngeren Jahren ist es häufig Hoffnungslosigkeit, mit denen Menschen nach Krieg, Folter, Vertreibung oder Flucht, nach Naturkatastrophen, Überfälle oder das Erleben sexueller oder physischer Gewalt auseinandersetzen müssen.

Eine Besonderheit psychotraumatologischer Erkrankungen ist, dass man sie von außen nicht sehen kann. Das macht es den Betroffenen, ihren Angehörigen aber auch den Professionellen nicht leicht, die Hilfsbedürftigkeit zu erkennen und adäquate Hilfe anzubieten. Dies gilt vor allem dann, wenn gerade keine Traumaspezialisten greifbar sind. Für viele Betroffene ist das die Realität.

Hier setzt das Buch von Anja Maria Reichel an. Unmissverständlich und nachdrücklich weist sie darauf hin, dass Pflegende an allen Orten mit entsprechendem Wissen die Betroffenen auf ihrem Genesungsweg gut begleiten können. Dem Buch liegt ein wohltuendes Vertrauen in die Kraft der Pflege zugrunde und gleichzeitig lässt die Autorin die Berufsgruppe nicht aus der Verantwortung für diese besonders verletzten Menschen. Wegschauen gilt nicht. Von daher leistet das Buch einen wichtigen Beitrag, um die so notwendigen traumasensiblen Kompetenzen zu vermitteln. Vor allem zeigt das Buch zeigt in vielen praktischen Beispielen, was Pflege kann. Vorausgesetzt, Pflege liest. Anja Maria Reichel hat zu diesem Zweck ein gut lesbares und fachlich fundiertes Buch geschrieben. Es sollte in keiner persönlichen oder institutionellen Pflegebibliothek fehlen.

Prof. Dr. habil. Michael Schulz, Bielefeld, für das Herausgeberteam

Einführung

Menschen, die ein schweres seelisches Trauma erlebt haben, werden innerhalb der psychiatrischen Versorgungsstrukturen zunehmend mit anerkannten speziellen Konzepten behandelt. Professionellen psychiatrischen Pflegefachpersonen kommt hierbei eine bedeutsame Rolle zu, die jedoch nur dann wirksam werden kann, wenn sie auf einer traumasensiblen Haltung und fundiertem Wissen beruhen.

Betroffene, die die psychischen oder psychosomatischen Folgen ihrer Traumatisierungen mithilfe psychiatrischer oder psychotherapeutischer Angebote zu bearbeiten suchen, stehen nicht selten vor dem Problem, dass solche Angebote schwer zugänglich sind – insbesondere, wenn der Wunsch besteht, über eine allgemein stabilisierende Behandlung hinaus eine Traumakonfrontationsmethode zu wagen. Aufdeckende Traumaarbeit, unabhängig davon, ob sie im stationären oder ambulanten Rahmen stattfindet, kann stets nur dann in verantwortungsvoller Weise durchgeführt werden, wenn eine professionelle und sichere Nachsorge gewährleistet ist. Bedauerlicherweise fehlt eine solche Nachsorge-Infrastruktur noch in vielen Fällen.

Doch nicht nur innerhalb traumazentrierter Angebote begegnen psychiatrisch Pflegende Menschen mit traumatischen Erfahrungen. Traumatisierte suchen oftmals Hilfe in den unterschiedlichsten psychiatrischen Fachbereichen, da sie sich zum Zeitpunkt der Eskalation verschiedener persönlicher sozialer bzw. gesundheitlicher Probleme vielleicht gar nicht über deren Ursache bewusst sind. Aus diesem Grund richtet sich dieses Buch an alle Pflegekräfte, die zukünftig stärker die oft vermutete Grundproblematik in ihre Arbeit einbeziehen möchten. Es ist nicht nur gut zu wissen, was man bei vermuteten traumatischen Erfahrungen nicht machen sollte, es gibt darüber hinaus auch eine Reihe von traumasensiblen Pflegetechniken, die sich gut in bestehende Konzepte integrieren lassen.

Ausgestattet mit entsprechendem Wissen können Pflegende Betroffenen genau die Formen traumasensibler Beratung, Stabilisierung und Nachsorge anbieten, die für erfolgreiche Traumatherapie grundsätzlich benötigt werden – sowohl im stationären als auch im ambulanten Sektor.

Mein Anliegen ist es, Ihnen als professionell Pflegende durch die Arbeit mit diesem Buch Schritte in Richtung einer effektiven und fachlich fundierten Hilfestellung für die Überlebenden seelischer Traumatisierungen zu ermöglichen: Ich möchte Schwellenängste abbauen, sofern Sie Neuling auf diesem Gebiet sind, aber auch interessante Denkansätze und Tipps liefern, wenn Sie bereits über weitreichendes Expertenwissen verfügen.

Eine der großen Stärken unserer Berufsgruppe ist die Teamarbeit, sei es in Form des Arbeitsteams bestehend aus Patient und Pflegekraft, als Pflegeteam oder als multiprofessionelles Behandlungsteam. In diesem Sinne freue ich mich auf eine gute Zusammenarbeit mit Ihnen über dieses Medium und hoffe, dass sowohl die Effektivität als auch Ihre eigene Zufriedenheit mit den Ergebnissen Ihrer Arbeit mit traumatisierten Menschen spürbar steigen.

Anja Maria Reichel

Noch eine Anmerkung: Ich spreche in diesem Buch meistens von Patientinnen und Patienten, wohl wissend, dass es sich dabei um Begrifflichkeiten handelt, die in der psychotraumatologischen Versorgungslandschaft zuweilen als wenig zeitgemäß angesehen werden. Oft werden sie durch modernere, sicherlich auch eine bestimmte Haltung vermittelnde Begriffe wie beispielsweise »Überlebende« (von Gewalt, Missbrauch usw.), »Nutzer« (der verschiedenen Hilfsangebote), »Betroffene«, »traumatisierte Menschen« und weitere ersetzt. All diese Begriffe haben ihre Berechtigung und ich nutze sie selbst, wenn ich zum Beispiel auf eine bestimmte Rolle der Empfänger unserer pflegerischen Angebote hindeuten möchte. Dennoch würde ich mir wünschen, dass Pflegende mit einer ebensolchen Selbstverständlichkeit von »ihren Patientinnen und Patienten« sprechen, wie es die medizinische Zunft tut. Ich denke, nicht auf das gewählte Wort allein kommt es in kritischen Fragen an, sondern auf die innere Haltung zur Persönlichkeit und Einzigartigkeit der sich uns anvertrauenden Menschen.

Grundlagen

In diesem Kapitel werden die Begrifflichkeiten geklärt und definiert, was eine Traumafolgestörung aus psychiatrischer Sicht ist. Die Besonderheiten der Erinnerung werden genauso erläutert wie das Phänomen der Dissoziation.

Alles Trauma?

Der Begriff »Trauma« hat mittlerweile sowohl in den öffentlichen Medien als auch in den spezialisierten Arbeitsbereichen der Psychiatrie und Psychotherapie eine hohe Präsenz, gehört vielleicht sogar schon zum Alltagswissen (SACHSSE & DULZ 2016). Einerseits ist das sicherlich wünschenswert, weil eine erhöhte Medienpräsenz sowohl die Aufmerksamkeit der Nutzer auf entsprechende Therapieangebote lenkt als auch die Entscheider und Geldgeber aus Politik, Wissenschaft und Wirtschaft für den gesellschaftlichen Bedarf an wirksamer Traumabehandlung sensibilisiert (FISCHER 2010). Andererseits trägt der Begriff Trauma durch seine schier inflationäre Nutzung auch zu einiger Verwirrung bei, sowohl bei Fachleuten als auch in der Bevölkerung – und das nicht erst seit heute.

Der Fachterminus »Trauma« wurde bereits von Anna Freud im Jahre 1964 als »wertvoller technischer Begriff der Psychoanalyse« angesehen, den es vor einer »Bedeutungserweiterung [...] durch allzu häufigen Gebrauch« zu bewahren gelte, da diese zu einer begrifflichen Unschärfe führe, die einer Weiterverwendung des Begriffes auf die Dauer im Wege stehen könne (FREUD 1964/1967, S. 1819 f.). Tatsächlich beklagen angesehene Psychotraumatologen heute eine solche Entwicklung: Wenn alles als »Trauma« klassifiziert wird, was in irgendeiner Weise einen nachteiligen Einfluss auf die psychische Persönlichkeitsentwicklung ausübt, reagieren selbst Fachleute gereizt, wie schon die Überschriften einiger Publikationen deutlich machen. Sie sprechen von »Trauma als Modediagnose« (SCHULTZ-VENRATH & FREESE 2011), »Traumafaszination« (RUDOLF 2012) oder gar von einer »Traumaschwemme« (LINDEN 2011).

Auch andere, nichttherapeutische Berufsgruppen, die alltäglich mit den Begriffen »Trauma – Opfer – Täter« umzugehen haben, zeigen allmählich gewisse Abstumpfungserscheinungen. So berichtet ein Strafrechtler im Rahmen eines Expertendialoges zum Thema »Sicherheit in Deutschland« unter Leitung der

Bundeskanzlerin Angela Merkel, er rate generell zur Vorsicht im Umgang mit dem Begriff »Trauma« – dies sei ein Modethema geworden, das manche Richter »schon gar nicht mehr hören« könnten (SCHLEGEL 2012). Auch das Opferschutzgesetz hat bisher noch zu wenig zur klaren Abgrenzbarkeit der Bedeutung eines Traumas im Sinne der traumatisierten Überlebenden von Gewalt beigetragen (STANG & SACHSSE 2014).

Sicherlich birgt eine hohe alltägliche (Medien-)Präsenz des Traumabegriffes die Gefahr von Übertreibung oder Überzeichnung. Umso wichtiger erscheint es deshalb, psychiatrisch Pflegende, zu deren alltäglichen Arbeitsinhalten die Versorgung von Patienten mit Traumafolgestörungen mittlerweile gehört (REICHEL 2013), mit den erforderlichen theoretischen Grundlagen einer professionellen Hilfestellung für Traumatisierte auszustatten.

Die folgenden Abschnitte vermitteln entsprechende Grundkenntnisse und bieten Gelegenheit zur kritischen persönlichen Auseinandersetzung mit dem Begriff Trauma.

Was sind traumatische Lebensereignisse?

Psychiatrisch Pflegende begegnen in ihrem Arbeitsalltag vielen Patienten, die eine Traumadiagnose erhalten haben oder bei denen der Verdacht aufkommt, es könne eine seelische Traumatisierung vorliegen. Damit nun aber im beruflichen Alltag nicht plötzlich alles als Trauma erscheint und alltägliche Probleme nicht inflationär darauf zurückgeführt werden, ist es wichtig, den Begriff »psychische Traumatisierung« klar zu definieren.

Die sichere Diagnose einer Posttraumatischen Belastungsstörung erfolgt bei etwa 1–3% der deutschen Allgemeinbevölkerung (GLAESMER u. a. 2015). Epidemiologische Studien legen nahe, dass in Stichproben von Menschen unterschiedlichen Lebensalters diese Raten stark differieren können; so wird beispielsweise in der Generation der Zeugen des Zweiten Weltkriegs ein erhöhtes Vorkommen Posttraumatischer Belastungsstörungen angenommen (MAERKER u. a. 2008).

Seit der Einführung der Diagnose »Posttraumatische Belastungsstörung« in die Internationale Klassifikation der Krankheiten (englisch: International Classification of Deseases; ICD) im Jahre 1980 wird ein psychisches Trauma definiert als ein »kurz oder lang anhaltendes belastendes Ereignis, das eine außergewöhnliche Bedrohung darstellt oder von katastrophalem Ausmaß ist und bei fast jedem Menschen eine tiefe Verzweiflung hervorrufen würde« (DILLING u. a. 2013).

Diese Definition deutet darauf hin, dass es bei der Feststellung, ob jemand psychisch traumatisiert ist, nicht allein darauf ankommt, ob ein objektiv feststellbares, belastendes Ereignis erlebt wurde. Entscheidend für die Diagnose einer Traumafolgestörung ist eben auch die subjektive Reaktion auf dieses Ereignis – die hier so benannte »tief greifende Verzweiflung«. Entsprechend folgte man bei der Diagnosestellung bisher viele Jahre lang dem Grundsatz: Ein Trauma kann nur dann diagnostiziert werden, wenn zu einem belastenden Ereignis auch das subjektive Erleben von Hilflosigkeit, Ohnmacht, Furcht und Entsetzen hinzukommt. Hier gibt es jedoch seit der Herausgabe des neuesten Diagnostischen und Statistischen Manuals Psychischer Störungen (FALKAI & WITTCHEN 2015) der American Psychiatric Association – ein weiteres anerkanntes internationales Diagnosehandbuch – neue Entwicklungen: Das Diagnosekriterium der subjektiven Reaktion auf das Erlebte wurde mangels ausreichender Evidenz und klinischer Nützlichkeit gestrichen (STREUWE u. a. 2017). So kann zusammengefasst werden:

Abbildung 1 Trauma-Definition nach DSM-5
(nach FALKAI & WITTCHEN 2015)

Erleben von tatsächlichem oder angedrohtem Tod, ernsthafter Körperverletzung oder sexueller Gewalt auf eine (oder mehrere) der folgenden Arten:

- Direktes Erleben eines (oder mehrerer) traumatischer Ereignisse
- Direkte Zeugenschaft, während ein traumatisches Ereignis anderen Menschen passiert
- Empfang eines Berichts, dass ein traumatisches Ereignis einem nahestehenden Menschen passiert ist (in Fällen von tatsächlichem oder drohendem Tod muss das Ereignis gewaltsam oder durch einen Unfall verursacht sein)
- Wiederholte oder extreme Konfrontation mit aversiven Widerstand auslösenden Details traumatischer Ereignisse (z. B. Notfallhilfe, sterbliche Überreste sammeln, wiederholt Details von Kindesmissbrauch ausgesetzt sein)

Abbildung 1 liefert die Definition für ein traumatisches Ereignis. Es wird die Art des Ereignisses bzw. die Zeugenschaft festgestellt.

Für die weitere Diagnostik kommen im DSM-5 nun weitere Kriterien hinzu, die bei der Bestimmung der endgültigen, individuellen Traumadiagnose behilflich sind. Dazu gehören beispielsweise:

- Das Wiedererleben traumatischer Ereignisse
- Die anhaltende Vermeidung von Reizen, die mit dem traumatischen Ereignis verbunden sind
- Negative Veränderungen von Kognitionen und Stimmung
- Anhaltende Symptome erhöhter Erregung
- Die anhaltende Dauer von Symptomen (≥ ein Monat)
- Die klinisch bedeutsame Verursachung von Leiden oder Beeinträchtigung durch die Symptomatik
- Ausschluss von Substanzmissbrauch oder andere Grunderkrankungen als Ursache der beobachteten Symptomatik

In den Vorgängerversionen des DSM-5 waren Posttraumatische Belastungsstörungen (PTBS) noch den Angststörungen zugeordnet. In der hier zitierten neuen Version des DSM-5 wurde nun eine eigene Gruppe für trauma- und stressbezogene Störungen geschaffen. In diese Gruppe gehören neben der Posttraumatischen Belastungsstörung auch die akute Belastungsreaktion und die Anpassungsstörung. Die beiden Letztgenannten stellen Reaktionen auf schwere Belastungen dar, welche unterschiedliche Symptome zeigen (z. B. depressive Stimmung, Angst, Flashbacks), die jedoch nach etwa einem Monat (akute Belastungsreaktion) bzw. nach sechs Monaten (Anpassungsstörung) wieder verschwinden.

Durch die Aufgabe des Kriteriums einer subjektiven Reaktion mit intensiver Furcht, Hilflosigkeit oder Entsetzen auf das traumatische Ereignis wird die Erlebensrealität der Betroffenen besser repräsentiert. Die traumatische Situation kann durchaus so überwältigend sein, dass es durch diese deutliche Überforderung eben nicht zu einer emotionalen Reaktion kommt. Die Psyche der Betroffenen ist dann derart überfordert – man könnte auch sagen, die andrängenden Gefühle wären vermutlich unaushaltbar –, dass jegliche Emotion unterdrückt wird. Das »Nicht-Gefühl« kann also auch eine reaktive Steigerung der intensiven Furcht, Hilflosigkeit oder Schrecken darstellen (Maerker 2018).

In der Kritik steht allerdings weiterhin, dass im DSM-5 keine eigene Diagnose für die komplexe Posttraumatische Belastungsstörung geschaffen wurde. Das ist in der neuen ICD-11, die für 2019 erwartet wird, anders, was die Fachgesellschaften sehr begrüßen.

Führt nun das Vorliegen eines nachweisbar traumatischen Ereignisses zwangsläufig zu einer Traumadiagnose? Ein Blick in die tägliche Arbeitspraxis zeigt, so einfach ist es nicht.

Non-normative und normative kritische Ereignisse

Während meiner langjährigen Tätigkeit auf einer spezialisierten Station für traumatisierte Patienten habe ich immer wieder Situationen erlebt, in denen einzelne Teammitglieder durch die Schilderungen der Patienten an eigene belastende Lebensphasen erinnert und nachdenklich gestimmt wurden. So gab es beispielsweise eine Patientin, die in mehreren Traumakonfrontationssitzungen ausführlich ihre Erlebnisse während eines »normalen« Krankenhausaufenthaltes im Rahmen einer Mandeloperation im Deutschland der Sechzigerjahre aufarbeitete. Ängste, Verlassenheits- und Ohnmachtsgefühle, spärliche Besuche der nächsten Angehörigen sowie ein wenig einfühlsamer Umgang mit den kindlichen Nöten zeigten auch Jahrzehnte später negative Auswirkungen auf den psychischen Zustand der Patientin.
Eine Kollegin reagierte eines Tages gereizt auf diese Details und zeigte mir eine Narbe an ihrem Hals: »Schau mal, was ich aus dieser Zeit zurückbehalten habe. Ich war auch in den Sechzigern im Krankenhaus, und sicherlich war das nicht schön für ein Kind. Bei mir gab es Komplikationen während der OP und ich musste sechs Wochen im Krankenhaus bleiben. Meine Eltern haben mich in dieser Zeit nur zweimal besucht. Aber deshalb sitze ich nicht monatelang in der Klinik und heule mich aus. Manchmal denke ich, wir räumen den Patienten einfach zu viel Gehör ein und dann steigern sie sich in ein Trauma hinein, wo vorher vielleicht gar keins war!«
Wenn wir einmal davon absehen, dass bei dieser Kollegin möglicherweise eine tatsächlich traumatisch verarbeitete Erfahrung so gut verdrängt wurde, dass sie ihr Leid schlicht »vergessen« hatte, bis es ihr nun durch die Schilderungen der Patientin doch wieder ins Bewusstsein kam, muss doch bemerkt werden, dass derartige Reaktionen – auch bei professionellen Helfern – nicht selten vorkommen. Sicher kann eine so barsche Herabwürdigung der Schilderung menschlichen Leids als Ausdruck der eigenen Abwehr verstanden werden. Dennoch gibt es häufig auch ganz praktische Fragen, sowohl von Laien als auch von Profis, die auf die Klärung der Frage zielen, welche Ereignisse denn ganz konkret ein hohes Traumatisierungsrisiko bergen. Beispiele sind: gewalttätiger Angriff auf die eigene Person, schwerer Unfall, Diagnose einer lebensbedrohlichen Krankheit, Vergewaltigung, Teilnahme an Kampfhandlungen, Naturka-

tastrophen, Folter, Geiselnahme, Stalking, unbeabsichtigte Verursachung des Todes oder der Invalidität anderer und vieles mehr. Besondere Risiken einer Traumatisierung bergen Vernachlässigung und Misshandlung in der Kindheit. Die Diagnose einer spezifischen Traumafolgestörung ist jedoch an spezifische Symptomcluster gebunden, nicht an spezifische Ereignisse – auch wenn die genannten Ereignisse die Wahrscheinlichkeit einer Traumatisierung erhöhen: Entscheidend ist, worunter ein Mensch nach dem Erlebnis leidet.

In dem oben skizzierten Beispiel ist es aber nun so, dass die Krankenschwester, die ebenfalls einen Krankenhausaufenthalt in der Kindheit erlebt hat, die Frage aufwirft, ob es nicht auch »normale« belastende Lebensereignisse gibt, die nicht zu gravierenden und langfristigen psychischen Beeinträchtigungen führen müssen. In der Tat verarbeitet nicht jeder Mensch eine Lebenskrise oder einen Einschnitt in die Biografie traumatisch. Die Entwicklungspsychologie bietet mit dem Konzept der sogenannten kritischen Lebensereignisse (Filipp 2010) eine gute Orientierungsmöglichkeit. Sie unterscheidet zwischen non-normativen und normativen kritischen Ereignissen. In Anlehnung an dieses Konzept können Erstere, also die non-normativen Ereignisse, als traumatische Ereignisse verstanden werden. Normative kritische Ereignisse hingegen werden als Belastungen und Krisen betrachtet, die viele oder fast alle Menschen in ihrer Biografie erleben. Hierzu zählen beispielsweise: Umzug in eine andere Stadt, Jobwechsel, Heirat, Geburt eines Kindes, Versagung einer Beförderung, Verlust des Arbeitsplatzes, Verwitwung, Verrentung und etliche Ereignisse mehr. Bei Kindern wären speziell noch die Scheidung der Eltern, die Geburt eines Geschwisters, Schulwechsel, Sitzenbleiben und Ähnliches zu nennen.

Abbildung 2 macht die zentralen Unterschiede zwischen traumatischen bzw. non-normativen kritischen Ereignissen und normativen kritischen Ereignissen deutlich.

Zu beachten ist in diesem Zusammenhang, dass ein gehäuftes bzw. geballtes Auftreten kritischer Lebensereignisse die Entstehung einer Traumafolgestörung infolge eines einzelnen, isolierten, potenziell traumatischen Ereignisses begünstigen kann – nach der Devise »was zu viel ist, ist zu viel«. Bezogen auf unser Beispiel einer belastenden Krankenhausbehandlung in der Kindheit mit unterschiedlichen Folgen bedeutet dies, dass wir nicht nur die beiden möglicherweise vergleichbaren biografischen Einzelereignisse der Patientin und der Krankenschwester betrachten sollten. Für eine saubere Traumadiagnostik ist es vielmehr erforderlich, die ganze Biografie mit ihren Schutz- und Risikofaktoren zu berücksichtigen – Letztere können beispielsweise in Form einer Häufung kritischer Lebensereignisse über die Lebensspanne hinweg vorliegen.

Abbildung 2 **Abgrenzung von kritischen und traumatischen Ereignissen**

Normative kritische Lebensereignisse	Non-normative traumatische Ereignisse
Sind mehr oder weniger konstruktiv für den Lebenslauf in einer gegebenen Gesellschaft und in einer gegebenen Epoche und treten deshalb mit gewisser Wahrscheinlichkeit oder sogar hoher Sicherheit ein.	Sind Ausnahmeereignisse, die kein selbstverständlicher oder erwartbarer Teil der menschlichen Biografie innerhalb einer Gesellschaft sind.
Sind Umbrüche in der Biografie von Menschen, die zwar belastenden Charakter haben, aber genauso gut Glücks- und Herausforderungsmomente beinhalten können.	Sind Ereignisse mit ausschließlich negativer affektiver Resonanz, mit Hilflosigkeit, Panik, Entsetzen, Todesangst usw.
Werden gemäß ihrem entwicklungspsychologischen Theoriehintergrund als potenziell entwicklungsfördernd begriffen. Daher geht es nicht darum, die Konfrontation mit ihnen zu vermeiden, sondern darum, Menschen zum konstruktiven Umgang mit solchen Ereignissen zu befähigen.	Enthalten keine Entwicklungschance per se, wenngleich das unter Umständen ein Effekt gelungener Verarbeitung besonders belastender Ereignisse sein kann. Bei Kindern sind bedrohliche Ereignisse sogar entwicklungshemmend. Es ist daher nicht oberstes Ziel, Menschen auf den adäquaten Umgang mit Extremereignissen vorzubereiten, sondern deren Eintreten möglichst zu verhindern.
Eine Vielzahl kritischer Lebensereignisse unterliegt der Entscheidungskontrolle der Person, sie bestimmt also in gewisser Weise mit, mit welchem Ereignis sie zu welchem Zeitpunkt und in welcher Ereignisabfolge konfrontiert wird.	Traumatische Ereignisse sind in der Regel mit keinerlei Kontrolle über den Ereigniseintritt verbunden.

Welche Folgen hat eine psychische Traumatisierung?

Die Diagnostik der unterschiedlichen Traumafolgestörungen ist komplex. Eine in der traumaspezifischen Behandlung übliche und gut handhabbare Unterscheidungsmöglichkeit bietet die Einteilung nach Art und Anzahl der Traumata (TERR 1991). Danach gibt es die Typ-I-Traumatisierungen, die einem einmaligen Ereignis zuzuordnen sind, sowie die Typ-II-Traumatisierungen, die mehrfache oder lang andauernde Gewalterfahrungen bezeichnen. Weiter wird unterschieden zwischen den Folgen interpersoneller, also von (Mit-)Menschen ausgeübter Gewalt, und denen von Naturkatastrophen oder technischen Versagen.
Mit dieser Einteilung wird jedoch lediglich die Art der auslösenden Ereignisse beschrieben, die individuelle Symptomatik als Reaktion auf die Ereignisse ist hiermit nicht erfasst. Um die tatsächliche Ausprägung einer Traumafolgestörung diagnostisch typisieren zu können, wird mittlerweile die in Abbildung 3 gezeigte Einteilung vorgenommen. Dabei wird der jeweiligen Diagnosebezeichnung eine spezifische Kerncharakteristik zugeordnet.
Diese Übersicht stellt im Hinblick auf die verschiedenen traumabezogenen Komorbiditäten, also die zusätzlich zur Grundproblematik vorliegenden Begleiterkrankungen, typische Symptomatiken vieler Traumapatienten dar.

Die chronischen Folgen seelischer Traumatisierungen sind außerordentlich vielfältig. Das zugrunde liegende Trauma ist deshalb nur schwer zu erkennen.

Viele seelisch belastete Menschen entwickeln anstelle eines klar identifizierbaren traumaspezifischen Beschwerdebildes eines oder mehrere andere Syndrome wie beispielsweise Angststörungen, Zwangsstörungen, Somatisierungsstörungen, Persönlichkeitsstörungen, Psychosen (READ u. a. 2004), aber auch Abhängigkeitserkrankungen (LÜDECKE u. a. 2013). Solche Komorbiditäten können das Gesamtbild der Problematik derart dominieren, dass das zugrunde liegende Trauma zunächst gar nicht wahrgenommen werden kann. Bevor die Betroffenen also auf eine Person stoßen, die ihre Probleme richtig einordnen kann, haben sie häufig bereits eine jahrelange »Karriere« als sogenannte »Drehtürpatienten« in den unterschiedlichsten psychiatrischen Abteilungen hinter sich. Da viele Traumatisierte gar nicht in der Lage sind, über das Erlebte zu sprechen – entweder, weil sie es nicht in Worte fassen können oder weil es der bewussten

Erinnerung gar nicht zugänglich ist –, berichten sie in akuten Krisen oftmals lediglich über das, was gerade aktuell die meisten Probleme bereitet. So besteht die Gefahr von Fehldiagnosen, die dann zwangsläufig unzureichende Behandlungen nach sich ziehen.

Abbildung 3 Typisierung von Traumafolgestörungen
(nach SCHELLONG 2013, S. 49)

Traumafolgestörung	Bezeichnung	Symptomatik
Typ I	»einfache« Posttraumatische Belastungsstörung	Intrusionen, Vermeidungsverhalten und / oder emotionale Taubheit, Hyperarousal ohne Komorbidität psychischer Erkrankungen
Typ II	Posttraumatische Belastungsstörung oder partielle Posttraumatische Belastungsstörung + traumakompensatorische Symptomatik	+ Komorbidität, z. B. Angst, Depression, Somatisierung, Abhängigkeitserkrankungen, Depersonalisation bzw. Derealisation, Phobien, Zwangssymptome, sonstige kompensatorische Symptome
Typ III	Posttraumatische Belastungsstörung oder partielle Posttraumatische Belastungsstörung + persönlichkeitsprägende Symptomatik	+ schwere emotionale Instabilität, dissoziativer Symptomatik, Bindungs- bzw. Beziehungsstörungen, verändertes Selbst- und Weltbild
Typ IV	Posttraumatische Belastungsstörung oder partielle Posttraumatische Belastungsstörung + komplexe dissoziative Symptomatik	+ Amnesien, Teilidentitätsstörungen, Identitätswechsel

Ich habe nicht selten Patienten kennengelernt, die von belastenden Erfahrungen mit Ersthelfern, Krankenkassen, Therapeuten, Jugendämtern, Justiz, Arbeitgebern und der eigenen Familie berichteten und in diesem unzureichend informierten Umfeld Stigmatisierungen wie »Hypochonder« oder »Hysterikerin« ausgesetzt waren. Solche Erfahrungen können zur weiteren Chronifizierung seelischer Traumata beitragen, da die zentrale traumatische Erfahrung, nämlich das Erleben von Hilflosigkeit, Ohnmacht und Kontrollverlust, immer wieder reaktualisiert wird.

Besonderheiten traumatischer Erinnerungen im Alltag

Was bisher deutlich wurde: Nicht jede traumatisierende Erfahrung führt zu einer diagnostizierbaren Traumafolgestörung, welche im Grunde eine Art Komplikation bei der natürlichen Verarbeitung belastender Ereignisse darstellt.

Menschen sind grundsätzlich in der Lage, auch äußerst verstörende Erfahrungen selbstständig zu verarbeiten und damit auch zu verkraften. Wenn jedoch die traumatische Situation als überaus bedrohlich empfunden wurde oder in der Vergangenheit bereits weitere Traumatisierungen stattgefunden haben, können bestimmte Beschwerden chronifizieren.

Die häufigsten im Rahmen einer physiologischen Traumabewältigung auftretenden und damit für die Diagnostik bedeutsamsten Beschwerden sind

- Intrusion,
- Vermeidung,
- Übererregung.

Intrusionen → Das sogenannte »Wiedererleben« geht von bestimmten Auslösern aus, die auch »Trigger« genannt werden. Sie rufen ungewollt teils bewusste, teils unbewusste Erinnerungen wach, die sich den Betroffenen »aufdrängen« und sie überfluten. Es entsteht das Gefühl, gerade jetzt wieder in der traumatischen Situation festzustecken, ohne dieses Erleben beeinflussen zu können. Diese stetig wiederkehrenden Intrusionen erzeugen einen starken Leidensdruck, da sie Gefühle von Ohnmacht und Hilflosigkeit hervorrufen, die zu latenten Dauerbegleitern der Betroffenen werden. Auch Albträume gehören zu diesem Symptom.

Vermeidung → Um spezifische Trigger, die das stetige Wiedererleben begünstigen, zu umgehen, meiden Betroffene ihnen bekannte Umstände, also beispielsweise bestimmte Orte, soziale Situationen oder Tätigkeiten, die schmerzhafte Gedanken an das Erlebte auslösen könnten. Dieses Symptom ist aus zwei Gründen nachteilig für die Genesung: Zum einen hemmt Vermeidungsverhalten die natürliche Verarbeitung der Geschehnisse, zum anderen bringt es für die Betroffenen zunehmende Alltagseinschränkungen mit sich.
Übererregung → Alltagsfunktionen werden zusätzlich durch ein permanent erhöhtes Stressniveau stark eingeschränkt. Nervosität, erhöhte Wachsamkeit und Schreckhaftigkeit sowie Konzentrations- und Schlafstörungen hemmen die notwendigen Erholungsvorgänge, worunter die Bewältigung alltäglicher Aufgaben leidet. Soziale Kontakte werden durch eine dauerhafte Gereiztheit belastet, die immer wieder zu Konflikten mit Mitmenschen führt.
Zusätzlich gibt es typische weitere Begleiterscheinungen von posttraumatischen Belastungsstörungen. Hier sind beispielsweise Ängste zu nennen, aber auch depressive Verstimmungen, Ärger und Wut sowie der Verlust früherer Grundüberzeugungen über die grundlegende Sicherheit und Geborgenheit im eigenen Leben (DeGPT).

Begleiterscheinungen der PTBS: www.degpt.de/informationen/fuer-betroffene/trauma-und-traumafolgen/wie-äußern-sich-traumafolgestörungen/posttraumatische-belastungsstörung/begleiterscheinungen-der-ptbs.html

Traumafolgestörung und Borderline

Pflegende, die Menschen mit der Diagnose Borderline-Persönlichkeitsstörung begleiten, wissen, dass bei diesen Patienten oftmals traumatische Erlebnisse oder allgemein sehr ungünstige Entwicklungsbedingungen mit traumatischem Potenzial zu finden sind. Vielleicht hat der ein oder andere sich bereits gefragt, ob nicht die Borderline-Persönlichkeitsstörung an sich eine Traumafolgestörung sei. Studien (z. B. Sack & Sachsse 2013) bestätigen, dass bei 79 % der Menschen mit Borderline-Persönlichkeitsstörung zugleich die diagnostischen Kriterien der Posttraumatischen Belastungsstörung gegeben sind, 55 % von ihnen haben gar eine komplexe Posttraumatische Belastungsstörung, teilweise mit schweren dissoziativen Symptomen. Diese Patientengruppe fordert die behandelnden Fachkräfte im Gesundheitswesen besonders heraus (Schüepp u. a. 2013), sodass Kollegen auf Spezialstationen für Borderline-Patienten Wissen über Traumafolgestörungen und den Umgang damit brauchen.

Umgekehrt sind auf Spezialstationen für Traumapatienten etliche Pflegeansätze zu finden, die ursprünglich für die Behandlung von Borderline-Patienten entwickelt wurden. Als anschauliches Beispiel sei hier die veränderte Stressverarbeitung und -reaktion genannt, deren Besserung durch praktisches Einüben von Stresstoleranzfähigkeiten häufig im Verantwortungsbereich der Pflege liegt.

Dissoziative Phänomene

Ein alltägliches Übungsfeld für einen veränderten Umgang mit Stresssituationen sind auch dissoziative Zustände der Patienten. Wird im traumazentrierten Behandlungssetting vom Symptom der Dissoziation gesprochen, so wird damit meistens auf die Änderung des normalen Zusammenspiels von Wahrnehmung, Bewusstsein, Gedächtnis und Körpersteuerung hingewiesen. Das lateinische Stammwort bedeutet »Trennung« bzw. »Zerfall«, was bereits darauf hindeutet, dass es hierbei um die Trennung von eigentlich zusammengehörenden Erlebensqualitäten geht.

Viele Menschen kennen kleinere Alltagsdissoziationen, etwa wenn man sich nicht daran erinnern kann, wie man mit dem Auto von einem Ort zum anderen kam, oder wenn man durch Autohypnose oder intensive Konzentration auf Musik eine gewisse Eigenanalgesie beim Zahnarzt anstrebt. Pathologisch werden diese dissoziativen Zustände dann, wenn zusätzlich ein Depersonalisationserleben auftritt, d. h. wenn der eigene Körper als etwas Fremdes oder »wie ferngesteuert« erscheint und eine Distanzierung von den eigenen Gefühlen bis hin zur vollkommenen Gefühllosigkeit eintritt (Matthess & Schüepp 2013).

Dissoziative Phänomene können als Folge oder Begleiterscheinung einer traumatischen Erfahrung in der Behandlung der Betroffenen ein wichtiger Arbeitsbereich sein. Die Grenze zwischen »normalen« Dissoziationen und solchen aus dem pathologischen Bereich ist dabei nicht immer gut zu definieren.

Was etliche Kollegen sehr beschäftigt, sind schwerste Formen dissoziativen Erlebens, etwa bei der dissoziativen Identitätsstörung, bisweilen auch als Multiplizität bezeichnet. Dieses Störungsbild ist in der Regel eine Folge schwerster und wiederholter Traumatisierungen im Kindesalter, möglicherweise auch im Rahmen organisierter oder ritueller Gewalt. Die Arbeit mit »Multiplen« ist deswegen so anspruchsvoll, weil innerhalb der Person unterschiedliche Bewusstseinszentren existieren und diese dadurch mehrere Persönlichkeitsanteile, also mehr als ein Selbst, in sich vereint (Matthess & Schüepp 2013). Da diese verschiedenen, von der Person des Betroffenen abgespaltenen Anteile nicht der bewussten Steuerungsfähigkeit unterliegen und autonom voneinander denken, fühlen und handeln, ist es eine komplexe Aufgabe, gemeinsam Interventionsstrategien zu entwickeln. Meist sind die Wechsel zwischen den Persönlichkeitsanteilen den Betroffenen nur wenig bewusst und kaum erinnerlich.

Eine typische Hürde für eine effektive Arbeitsbeziehung zwischen Pflegenden und Patienten sind Situationen, in denen die Patienten eine Amnesie für die bisher erarbeiteten Interventionsmöglichkeiten haben und deshalb die gemachten Fortschritte zeitweilig gar nicht nutzen können. Auch ein unbewusstes plötzliches »Umschalten«, ein sogenannter »switch«, von einem Persönlichkeitsanteil zum anderen kann die Zusammenarbeit erschweren. Vielleicht konnte der Patient die bisher gemachten Behandlungsbausteine sehr gut annehmen und nutzen – und plötzlich wirkt er ganz verändert: ablehnend, misstrauisch, verängstigt, aggressiv oder regressiv, sodass eine ganz neue Strategie für die Zusammenarbeit entwickelt werden muss.

Professionelle pflegerische Versorgung von Patienten mit dissoziativer Identitätsstörung bietet sicher genug Stoff für ein eigenes Buch und kann hier nicht umfassend dargestellt werden. Dennoch werden sich in diesem Buch gelegentlich Hinweise auf einzelne, spezielle Interventionsmöglichkeiten finden.

Wie kann man helfen?

Um Menschen mit Traumafolgestörungen helfen zu können, muss man wissen, was sie brauchen. Die vier Phasen traumazentrierter Behandlung werden ebenso dargestellt wie die Bedürfnisse der Patientinnen und Patienten, für die eines zentral ist: Kontrolle und Transparenz. Deshalb ist die Gestaltung des Behandlungsmilieus so wichtig – und natürlich die Vermittlung von Hoffnung: dass die Auseinandersetzung mit der eigenen Vergangenheit wesentliche und positive Veränderungen in ihrem heutigen Leben bewirken kann.

Vier-Phasen-Modell traumazentrierter Behandlung

Traumasensible psychiatrische Pflege richtet sich am sogenannten Vier-Phasen-Modell traumazentrierter Beratung und Therapie aus. Es folgt damit den Empfehlungen der Deutschsprachigen Gesellschaft für Psychotraumatologie (DeGPT) und dem Fachverband Traumapädagogik zur Qualifikation von Traumapädagogen und Fachberatern mit Schwerpunkt Psychotraumatologie (DeGPT 2016). Das Modell lässt sich auf ein 1898 von Pierre Janet entwickeltes Behandlungsmodell zurückführen (van der Hart u. a. 1989), welches ursprünglich die drei Phasen Stabilisierung, Traumakonfrontation sowie Integration umfasste. Das Modell wurde später um eine vierte, sogenannte Orientierungsphase ergänzt, die die weiteren Phasen einleitet. Im theoretischen Kontext würden die Phasen zeitlich so aufeinanderfolgen:

- Orientierungsphase,
- Stabilisierungsphase,
- Traumabearbeitung und -verarbeitung,
- Integration und Neubeginn.

In der praktischen Arbeit mit den Patienten werden die Phasen jedoch zyklisch-dynamisch verlaufen (Sachsse 2004). Dies bedeutet, dass jede der Phasen zu verschiedenen Zeitpunkten der Behandlung relevant werden kann. Besonders häufig ist beispielsweise eine Wiederholung stabilisierender Elemente während der Phase der Traumabearbeitung.

Das sogenannte SARI-Modell (Phillips & Frederick 2015, S. 65 ff.), ein ähnliches vierphasiges Modell, welches ebenfalls als traumatherapeutische Erweiterung des ursprünglichen Drei-Phasen-Modells gelten kann, splittet die Stabilisierungsphase noch einmal auf und differenziert hier zwischen der generellen Schaffung von Sicherheit und Stabilität einerseits und der Etablierung eines sicheren Zugangs zum Trauma andererseits.
Dieses Modell wird erfolgreich angewandt bei Menschen mit deutlich ausgeprägten unterschiedlichen Ich-Anteilen, sogenannten Ego-States, die sich in der Regel Erfahrungen aus Kindheit oder Jugend zuordnen lassen und unterschiedliche Ressourcen oder Bedürfnisse verkörpern (Karameros & Sack 2013). Besonders im Bereich der komplexen Traumafolgestörungen mit dissoziativ aus dem Bewusstsein getilgten Persönlichkeitsanteilen kann dieses Modell durch die starke Betonung der Sicherheitsaspekte hilfreich sein.
Die folgende Übersicht stellt die Phasen auf einen Blick dar:

Abbildung 4 **Das SARI-Modell als Behandlungsgrundlage** (nach Phillips & Frederick 2015, S. 65 ff.)

Phase I	S	Safety and Stabilisation (Sicherheit und Stabilisierung)
Phase II	A	Accessing (Schaffung eines sicheren Zugangs zum Trauma und den entsprechenden Ego-States)
Phase III	R	Resolving and Restabilisation (Auflösen der traumatischen Erfahrung und Restabilisierung)
Phase IV	I	Integration and Identity (Integration der Persönlichkeit, Neuorientierung und Schaffung einer neuen Identität)

Zusammenfassend lässt sich festhalten: Traumazentrierte Behandlungs- und Pflegekonzepte werden am besten in aufeinander aufbauende, jedoch zirkulär verlaufende Phasen gegliedert und die Interventionen den verschiedenen Phasen entsprechend gewählt. Innerhalb der unterschiedlichen Phasen haben Pflegende spezielle Aufgaben und dazu jeweils passende Strategien, um die Patienten auf ihrem Weg zu mehr Gesundheit und Lebensqualität zu unterstützen.
Im Folgenden werden die unterschiedlichen Phasen genauer beleuchtet.

Orientierungsphase

Am Beginn einer traumazentrierten Behandlung steht zunächst die Erhebung der traumaspezifischen Vorgeschichte eines Patienten, die Anamnese, im Vordergrund. Gleichzeitig erfolgt die Diagnostik, also die Erfassung und die Klassifizierung der Leiden des Patienten. Auf der Grundlage der anamnestisch bzw. diagnostisch gewonnenen Ergebnisse kann so eine effektive und individuelle Planung der Behandlung erfolgen.

Während die medizinisch-psychologische Diagnostik vorzugsweise Verfahren wie strukturierte Interviews oder spezielle Fragebögen zur Erfassung der psychotraumatischen Symptomatik nutzt, fließen im Rahmen der psychiatrischen Pflegediagnostik auch Beobachtungen aus den Alltagskontakten mit den Patienten ein.

Die Besonderheit in der pflegerischen Arbeit mit traumatisierten Menschen besteht in den alltäglichen Kontakten, oft an sieben Tagen in der Woche, im stationären Sektor täglich vierundzwanzig Stunden lang. Diese Tatsache wirkt sich hilfreich auf den wichtigsten Aspekt der Orientierungsphase aus: die Herstellung einer tragfähigen Beziehung zwischen Helfer und Hilfesuchendem. Ohne eine solch tragfähige Beziehung sind bereits Anamnese und Diagnostik mit ihren erwartbaren Belastungssituationen für den Patienten kaum möglich. Psychiatrisch Pflegenden kommt beim Aufbau dieser Beziehung auch innerhalb des multiprofessionellen Teams eine tragende Rolle zu. Hierzu liefert das Kapitel »Beziehungsaufbau und -gestaltung« detaillierte Basisstrategien.

Stabilisierungsphase

Die Stabilisierung ist für eine erfolgreiche traumazentrierte Behandlung unabdingbar. Sie zielt unmittelbar auf die Stärkung der individuellen Ressourcen einer Person ab. Ähnlich dem Empowerment vermittelt effektive Stabilisierung den Überlebenden seelischer Traumatisierungen das Gefühl, selbst Kontrolle über die Geschehnisse des Alltags ausüben zu können und hilft dabei, allmählich Vertrauen in die eigenen Fähigkeiten zurückzugewinnen. Das Ziel der Stabilisierungsphase in der traumazentrierten Therapie kann sowohl die Befähigung der Hilfesuchenden sein, ihr Trauma nach und nach von selbst verarbeiten zu können, sie kann aber auch zur Vorbereitung auf eine traumabearbeitende Psychotherapie dienen.

Im psychiatrischen Arbeitsalltag auf einer Station für intensiv und chronisch unter Traumafolgestörungen leidenden Patientinnen habe ich jedoch nicht selten erlebt, dass sich die angebotene Hilfe allein auf stabilisierende Maßnahmen beschränken musste. So können etwa persönliche Lebenskonstellationen gegen eine konfrontative Traumabearbeitung sprechen. Ein typisches Beispiel hierfür ist der anhaltende Täterkontakt – sei es der vierzigjährige Patient, der nach wie vor im Elternhaus wohnt und beim Mittagstisch von der früher gewalttätigen Mutter beschimpft wird, sei es die fünfundzwanzigjährige Patientin, die sich, als Kind Opfer rituellen sexuellen Missbrauchs geworden, in den therapiefreien Intervallen am Bahnhof der Stadt prostituiert. In solchen Konstellationen wird eine Konfrontation mit traumatischen Inhalten die Hilfesuchenden noch weiter destabilisieren. In den beschriebenen Fällen wäre das Behandlungsziel vorläufig erreicht, wenn die betreffende Person so weit gefestigt werden konnte, dass sie ihren Alltag bewältigen und traumatisches Material kontrollieren kann.

Traumabearbeitungsphase

Bereits der Begriff »Traumabearbeitung« gibt einen Hinweis darauf, dass es sich um eine professionell begleitete, bewusst eingeleitete Arbeit einer Person an ihrer Traumafolgestörung handelt. Bei der Mehrheit aller von seelischen Traumatisierungen betroffenen Menschen kann im Anschluss an das traumatische Ereignis eine Erholung ohne therapeutische Intervention beobachtet werden. Begeben sich traumatisierte Menschen in professionelle Beratung oder Therapie, so geschieht dies meistens deshalb, weil die traumatische Erfahrung auch nach einer angemessenen Verarbeitungszeit nicht ohne bleibende und quälende Symptome in den eigenen Erfahrungskontext integriert werden konnte.

In der Phase der Traumabearbeitung geht es vorrangig um die Beschäftigung der Person mit den traumatischen Erfahrungen. Dies geschieht in psychotherapeutischen Settings dann mithilfe von konfrontativen Therapietechniken, auch als »Traumaexposition« bezeichnet.

Es gibt jedoch im pflegerischen Kontext zahlreiche Anlässe oder Situationen, in denen es notwendig oder hilfreich sein kann, mit Patienten über ihr Trauma zu sprechen. Solche Gesprächssituationen sollten jedoch nicht konfrontativ, sondern so distanziert und affektfrei wie möglich gestaltet werden. Der distanzierte Bericht über eine traumatische Erfahrung hat andere Ziele als eine Traumaexposition, die unter anderem auf eine Abreaktion von Affekten zielt und deshalb bewusst emotionale und körperliche Prozesse ansteuert. Ein professionell geführtes Bezugspflegegespräch über das Trauma kann jedoch ähnliche Effekte erzielen wie die Traumaexposition. Nicht zuletzt bietet ein solches Gespräch den Betroffenen die Möglichkeit, innerhalb eines sicheren Beziehungsrahmens eine Kommunikation über das Erlebte zu üben und dabei auftretende Symptome selbstständig managen zu lernen.

Integration und Neubeginn

In dieser Abschlussphase der Therapie sind Pflegende aufgrund ihres Wirkungsfeldes in der stationären oder engmaschigen ambulanten Versorgung am wenigsten eingebunden. Es geht häufig nicht nur um die psychische Integration des Traumas in die eigene Lebensgeschichte, sondern auch um eine Integration oder Wiedereingliederung der Person in das alte oder in ein neues soziales Umfeld. Pflegende sollten jedoch wissen, dass professionelle Helfer hierbei keinesfalls die Versöhnung mit dem Schicksal von den Patienten fordern dürfen. Dies klingt zunächst klar und logisch, ist aber im Einzelfall manchmal leichter gesagt als berücksichtigt. Angesichts manch unfassbar schrecklicher Ereignisse, denen Überlebende gerade auch sexuellen Missbrauchs ausgesetzt waren, kann im Gegenüber ein Drang zur sinnstiftenden Einordnung solcher die Psyche überfordernder Erlebnisse ausgelöst werden. Die Frage nach dem »Warum« lässt sich jedoch nie abschließend beantworten, und gut gemeinte Ratschläge zur Schicksalsannahme durch Arbeitstechniken wie etwa versöhnliche Briefe an den Täter werden sich nur in sehr vereinzelten Fällen positiv auswirken. Angemessen wäre gegebenenfalls die Arbeit an einer gewissen Akzeptanz, damit das Ereignis einen Platz in der eigenen Biografie erhält, wenn auch eine versöhnliche Annahme desselben vielleicht nie erreicht werden kann.

Beziehungsaufbau und -gestaltung

Um traumatisierte Menschen bei der Bewältigung ihrer alltäglichen Schwierigkeiten gut unterstützen zu können, benötigen psychiatrisch Pflegende eine therapeutisch wirksame Beziehung zu den Betroffenen. Dorothea Sauter (2018a) sieht in der Gestaltung einer hilfreichen Beziehung zu traumatisierten Patienten die wichtigste pflegerische Handlung vor allen weiteren Einzelinterventionen.

In psychiatrischen Arbeitsfeldern gilt allgemein, dass die psychische Störung selbst bzw. diffuse Gefühle den Aufbau nützlicher professioneller Beziehungen erschweren können (Wolff 2018). Dies gilt umso mehr für interpersonell, d. h. durch andere, oft aus dem engen persönlichen Umfeld stammende Menschen, traumatisierte Personen. Ihr Vertrauen in zwischenmenschliche Beziehungen ist häufig zutiefst erschüttert, sie haben gelernt, dass Beziehungen nicht zuverlässig sicher sind, sondern selbst zur Gefahr werden können. Wenn diejenigen, die in der Vergangenheit misshandelt und gequält haben, zugleich auch Versorger waren, beispielsweise Eltern oder Erzieher, dann wird es für die künftig pro-

fessionell unterstützende Pflegekraft noch ein wenig schwieriger, Vertrauen im Gegenüber zu wecken.
Es ist überdies denkbar, dass Patienten in der Vergangenheit mehrfach erlebt haben, dass Situationen, in denen das Gegenüber zunächst besonders freundlich und zugewandt war, sehr schnell zur Quelle von Schmerz und Leid wurden. Vor diesem Hintergrund ist es aus Sicht der Betroffenen nicht nur verständlich, sondern sogar klug, sich ein intuitives Misstrauen gegenüber versorgenden oder hilfreichen Personen zu bewahren, besonders, wenn sie sich – wie eben auch im Rahmen einer Krankenhausbehandlung – abermals in einen Zustand der Abhängigkeit begeben.

Es hat sich bewährt, anfängliche Zurückhaltung oder gar Misstrauen nicht zu pathologisieren, sondern vielmehr als vorsichtiges, besonnenes Prüfen positiv zu konnotieren und als eine in der Vergangenheit sicher hilfreiche Strategie wertzuschätzen. Es fällt den Patienten dann später leichter, an diesem Verhalten zu arbeiten, das sie in ihren sozialen Beziehungen doch eher behindert.

Es kann passieren, dass Pflegende es persönlich übel nehmen, wenn Patienten ihnen – trotz all ihrer Bemühungen um eine positive Kontaktaufnahme – über längere Zeit hinweg prüfend-misstrauisch gegenübertreten. Dies ist häufig ein Zeichen mangelnder Erfahrung oder unzureichender Fachkenntnisse im Bereich der traumasensiblen Pflege, dem am besten mit Reflexionsgesprächen im multiprofessionellen Team oder mit entsprechender Fortbildung begegnet werden kann. In jedem Fall nimmt es den beiderseitigen Druck aus dem Prozess des Beziehungsaufbaus, wenn sowohl der Pflegekraft als auch dem Patienten bewusst ist, dass dieser Prozess vermutlich längere Zeit in Anspruch nehmen wird als erwartet.
Im Folgenden beschäftigen wir uns mit den wichtigsten Aspekten einer tragfähigen therapeutischen Beziehung in der traumasensiblen Pflege.

Sicherheit

Traumatisierte Personen fühlen sich im Kontakt zu Pflegenden am ehesten sicher aufgehoben, wenn diese im Umgang mit ihnen ebenfalls sicher und erfahren auftreten. Hierfür sind eine ausführliche theoretische und praktische Ausbildung sowie klinische Erfahrung die Grundlage. Wenn Pflegende auf traumatische Szenarien, Reaktionen und Prozesse der Betroffenen und bei sich

selbst vorbereitet sind, diese richtig einschätzen können und einen angemessenen Umgang damit finden, wird dies ihnen selbst und den Patienten helfen.
Patienten mit chronischen Traumafolgestörungen haben häufig das Gefühl, für andere eine Zumutung zu sein, auch für professionelle Helfer. Es wäre für eine tragfähige Beziehung hinderlich, wenn sie den Eindruck haben, die Pflegekraft mit ihren Symptomen verschonen oder sie gar vor den Symptomen schützen zu müssen.

Beispiel Frau Petrowa kam vor etwa zehn Jahren mit ihrer Schwester aus Russland nach Deutschland. Sie ist froh, diesen Schritt damals getan zu haben und hat sich ein Leben mit Familie aufgebaut. Sie leidet allerdings seit über zwanzig Jahren unter den Symptomen ihrer chronischen Traumafolgestörung. Sie hat besonders schwierige Phasen bisher immer noch selbst meistern können, nun aber sucht sie zum ersten Mal eine psychiatrische Klinik auf.
Der erste Kontakt zum Pflegepersonal der aufnehmenden Station findet mit einer Gesundheits- und Krankenpflegerin statt, die Frau Petrowa fragt, ob eine Auszubildende zu Lernzwecken am Aufnahmegespräch teilnehmen könne. Frau Petrowa empfindet Scham und es ist ihr eigentlich nicht recht, aber sie kennt die Abläufe in Kliniken nicht und möchte nicht unangenehm auffallen, da sie Nachteile für ihre Behandlung fürchtet, ja sogar Sorge hat, die Pflegenden zu verärgern. Sie willigt ein.
Das Aufnahmegespräch beginnt, es werden verschiedene Fragen gestellt – plötzlich klingelt der Schwesternruf und die Pflegekraft sagt zur Auszubildenden: »Hör mal, Natascha, du hast doch jetzt schon einige Aufnahmegespräche begleitet, ich bin sicher, du bekommst das auch selbst schon hin. Sprich du weiter mit Frau Petrowa, ich gehe zur Klingel. Wenn was ist, ruf einfach.« Sie verlässt den Raum.
Natascha fühlt sich kurzfristig etwas mulmig, da aber Frau Petrowa sehr nett zu sein scheint, stellt sie weiter die Fragen des pflegerischen Anamnesebogens. Die beiden kommen regelrecht ins Plaudern und bald stellen sie fest, dass Natascha aus derselben Stadt in Russland stammt. Frau Petrowa erzählt lebhaft von ihrer Kindheit in Russland, beginnt dann aber plötzlich lang und andauernd zu schweigen. Sie blickt starr geradeaus und lässt sich auch durch lauteres Ansprechen gar nicht mehr in das Gespräch zurückholen.
Natascha hat das Gefühl, dass es Frau Petrowa nicht gut geht und fasst sie sanft an der Schulter an. Frau Petrowa zuckt daraufhin heftig zusammen und beginnt zu weinen, sie zittert jetzt auch stark mit den Beinen. Natascha hat Sorge, dass hier ein medizinischer Notfall vorliegt und löst den Alarm aus.

Die beschriebene Situation verdeutlicht, dass im Umgang mit traumatisierten Patienten einige der alltäglichen Routineabläufe auf psychiatrischen Stationen überdacht werden sollten. Eine Auszubildende wird im Erstkontakt mit traumatisierten Patienten erstens nicht genug eigene Sicherheit ausstrahlen, um Patienten beruhigen zu können. Zweitens verfügt sie nicht über angemessene Interventionsmöglichkeiten bei unvorhersehbaren, traumabedingten Reaktionen der Patienten, da sie diese nicht kennt und deshalb auch nicht einordnen kann.

Ein dissoziativer Zustand wie im hier beschriebenen Fall kann für Laien den Anschein einer medizinischen Krise erwecken. Auch unter enger Anleitung einer Fachkraft ist die Anamneseerhebung bei Patienten mit schwerwiegenden Traumafolgestörungen durch unerfahrene Pflegende problematisch. Wenn bei jeder sich abzeichnenden Schwierigkeit Hilfe bei erfahrenen Kollegen eingeholt werden muss, kann das Empfinden der Patienten, in der Klinik gut aufgehoben zu sein, gleich zu Beginn beeinträchtigt werden und den Aufbau von Vertrauen behindern.

Pflegende sollten die Zusammenarbeit so gestalten, dass Patienten die Beziehung als sicher und geschützt wahrnehmen. So kann eine positive Erfahrung zum Gegenentwurf der bisher erlebten traumatischen Beziehungswelt werden.

Eine verlässliche und berechenbare zwischenmenschliche Beziehung ist für viele Betroffene gewissermaßen »Neuland«, das eher vorsichtig betreten wird. Dieser Schritt ist jedoch immens wichtig für den weiteren Therapieverlauf, denn die Erfahrung interpersoneller Sicherheit ist eine Voraussetzung für die Erlangung intrapersoneller Sicherheit (Wolff 2018). Wenn Patienten zu der Erkenntnis gelangen, sich selbst in ihren Wahrnehmungen und Gefühlen trauen zu können, ist eine gute Basis für die Arbeit an emotional belastenden Themen geschaffen.

Die richtigen Rahmenbedingungen hierfür lassen sich mit einfachen Mitteln erreichen:

- Privatsphäre respektieren,
- Belastungsgrenzen achten,
- parteiliche Abstinenz.

Privatsphäre respektieren → Gespräche mit Patienten finden nicht in deren Zimmern statt, sondern in dafür vorgesehenen Funktionsräumen. Das gilt auch dann, wenn Patienten klingeln und um Hilfe bitten, weil sie beispielsweise gerade quälende Flashbacks erleben oder Selbstverletzungstendenzen spüren: Es ist besser, gemeinsam den Raum zu verlassen und einen neutralen Ort aufzusuchen. Das eigene Zimmer ist ein Schutzraum, der nicht verletzt oder mit belastenden Gesprächsthemen »kontaminiert« werden darf.

Für den Aufbau einer vertrauensvollen Beziehung ist es auch hilfreich, wenn Pflegende den Patienten gleich bei der Aufnahme auch eine Reihe an Informationen über sich selbst geben, um einschätzbar zu sein. Zunächst geht es dabei um die dienstlichen Funktionen und die Berufserfahrung (vollständiger Name, Berufsbezeichnung, Funktion, Dauer der bisherigen Beschäftigung am Arbeitsplatz, Zuständigkeiten usw.). Im Verlauf der Behandlung können weitere Informationen aus dem persönlichen Bereich hinzukommen.

Das mittlerweile auch in den deutschsprachigen Ländern immer weitere Verbreitung findende Safewards-Konzept (www.safewards.net) widmet eine ganze Intervention dem gegenseitigen Kennenlernen. Hier wird ein neuer Umgang auch mit persönlichen Informationen seitens der Pflegenden empfohlen, der das tradierte, vorsichtige Dosieren privater Informationen ein Stück weit infrage stellt. Erste Evaluationen der Safewardsintervention legen den Schluss nahe, dass mit einem gezielten Informationsangebot seitens der Pflegenden an die Patienten, beispielsweise über ihr Alter, ihren Familienstand, ihre Hobbys und Interessen usw. ein schnellerer Aufbau von Beziehungen gelingt (Bowers u. a. 2015). Pflegende geben so den Patienten die Möglichkeit, sich besser zu orientieren, ihre Bewältigungsfähigkeit zu steigern und zu erreichen, dass sie sich während des Klinikaufenthaltes wohl- und sicher fühlen.

Belastungsgrenzen achten → Es ist eine wichtige Erfahrung für Patienten, dass im Rahmen der verschiedenen Gespräche und Anwendungen ganz bewusst ihre Belastungsgrenze erfragt und daraufhin auch respektiert und nicht überschritten wird. Bereits die Räumlichkeiten können Sicherheit vermitteln, beispielsweise durch »Frei/Besetzt«-Schilder, die bei Gesprächen in Funktionsräumen Störungen ausschließen, durch Vorhänge in Untersuchungsräumen, die eine größere Privatsphäre ermöglichen, oder durch frühzeitige Ankündigungen von Personalwechseln im Team usw. Es sollte auch außerhalb der Station darauf geachtet werden, dass von Traumatisierungen Betroffene sich z. B. nicht in Wartezonen aufhalten müssen, in denen sich auch Patienten mit Täterhintergrund oder Rauschzuständen befinden. Dies spielt besonders in größeren psychiatrischen Kliniken eine Rolle.

Förderlich für das individuelle Sicherheitsempfinden ist alles, was den Unterschied zwischen dem aktuellen Behandlungssetting und der früheren traumatischen Situationen deutlich macht. Weiterführende Überlegungen zum Aspekt der interpersonellen Sicherheit finden sich im Kapitel zur Milieugestaltung.

Parteiliche Abstinenz → Förderlich ist eine Grundhaltung, die den Betroffenen deutlich macht, dass die Pflegefachperson klar auf ihrer Seite steht. Ebenso klar muss sein, dass es in der Traumaarbeit allein um die traumatisierte Person geht, d. h. Helfende müssen ihre persönlichen Bedürfnisse aus der Zusammenarbeit mit den Patienten heraushalten.

Fischer und Riedesser (1998) prägen in diesem Zusammenhang den Begriff »Parteiliche Abstinenz«, der diese innere Haltung recht gut beschreibt. Man spricht hier auch von der »Schulterschlusshaltung«, die die Betroffenen spüren lässt, dass sie mit ihren Emotionen und Gedanken dem Erlebten nicht allein gegenüberstehen, sondern jemanden ganz verlässlich an ihrer Seite wissen. Neutralität oder Parteilosigkeit, wie sie in anderen Behandlungssettings der psychiatrischen Versorgung manchmal angezeigt sein mögen, sind hier gänzlich fehl am Platz, denn sie werden von den Betroffenen mindestens als uneinfühlsam, wenn nicht gar als retraumatisierend erlebt (Hofmann 2006), denn Situationen des Ausgeliefertseins ohne Hilfe sind ihnen schmerzlich bekannt.

Beispiel Frau Köhler hat im Rahmen einer Traumaexpositionssitzung begonnen, sich mit der massiven Gewaltausübung durch ihre Mutter auseinanderzusetzen. Die Mutter hatte sie als Kind regelmäßig geschlagen und getreten, mit Messern oder einem glühenden Schürhaken verletzt oder ihr im Rahmen von »Säuberungen« die Wunden mit einer Wurzelbürste geschrubbt. Für Frau Köhler waren diese konkreten Erinnerungen und die Arbeit daran sehr belastend und emotional auslaugend.

Eine Stunde nach der Sitzung, in der Nachbetreuungssituation mit ihrer Bezugspflegekraft, möchte sie über einige Dinge noch einmal reden, die ihr dazu durch den Kopf gehen. Sie hat einerseits als heute erwachsene Person verstanden, dass diese mütterlichen Handlungen nichts mit Erziehungsmaßnahmen zu tun hatten. Andererseits ist es sehr schmerzhaft für ihr jüngeres Ich, zu erkennen, dass ihr als Kind eine von Herzen kommende Mutterliebe gänzlich fehlte. Eine aufkommende Wut darüber kann sie zunächst nicht gut zulassen: »Meine Mutter ist als Kind selbst sehr viel geschlagen worden, sie kannte es doch nicht anders. Und es waren ja auch ganz andere Zeiten damals nach dem Krieg – meine Mutter hatte so viele andere Sorgen, und wir Kinder waren auch oft sehr ungezogen.«

In diesem Stil spricht sie noch eine Weile über die Situation, bis ihre Bezugspflegekraft sie unterbricht: »Frau Köhler, ich möchte hier einmal kurz einhaken, weil ich gerade bei mir selbst bemerke, wie sich langsam eine gewisse Wut in mir breitmacht. Es mag ja stimmen, dass viele Menschen es zu dieser Zeit nicht leicht hatten, das rechtfertigt aber noch lange nicht, dass Eltern ihre Kinder so sehr quälen. Ich bin sicher, dass Ihre Mutter auch wusste, dass niemand ein Kind so behandeln darf, und ich bin schon beim Zuhören entsetzt und wütend darüber, dass sie es trotzdem getan hat.«
Frau Köhler wird daraufhin still und weint dann eine Weile. Später am Abend sagt sie der Pflegekraft, dass es ihr einerseits sehr weh- und doch andererseits ganz gutgetan habe, diese »Wahrheit« einmal von jemand anderem gehört zu haben. Eigentlich wisse sie selbst, dass das Verhalten ihrer Mutter nicht mit den Umständen zu entschuldigen sei. <

Entschuldigungsversuche für die Täter wie in diesem Beispiel oder auch Selbstbeschuldigungen von Opfern (»Ich war doch schon groß genug, ich hätte ja weglaufen können«) kommen in Betreuungssituationen nach Traumaexpositionen häufig vor. Es ist dann wichtig, ganz klar und auch authentisch in Bezug auf die eigenen Gefühle Position zu beziehen.

Differenz zwischen Arbeits- und Übertragungsbeziehung

Es erscheint als selbstverständlich, dass Nutzer traumaspezifischer Angebote professionelle Helfer nicht als potenzielle Täter ansehen. Es mag Kolleginnen und Kollegen aus der psychiatrischen Pflege daher überraschen, dass diese Selbstverständlichkeit keineswegs vorausgesetzt werden kann, sondern erst über die Herstellung vertrauensförderlicher Maßnahmen erarbeitet werden muss, wie das nächste Beispiel zeigt.

> **Beispiel** Die neunzehnjährige Kim kommt zum Vorgespräch für eine Traumatherapie in die Klinik für Psychotherapie. Bereits in der Eingangshalle gibt es Schwierigkeiten, weil Kim ihren Hund dabeihat, einen großen schwarzen Labrador. Sie selbst fällt ebenfalls durch ihre schwarze Kleidung auf: Springerstiefel, Kapuzenpulli und Militärhosen.
Die Mitarbeiterin der Informationszentrale verweist auf das Hundeverbot im Klinikgebäude. Es kostet Kim einige Überwindung, an ihrem Wunsch, den Hund bei sich zu haben, festzuhalten. Sie macht deutlich, dass sie »sofort wieder abhauen« werde, wenn ihr Hund nicht bei ihr bleiben dürfe. Die Informati-

onszentrale setzt die Station für Traumazentrierte Therapie in Kenntnis, wo das Gespräch eigentlich stattfinden soll.
Eine Pflegekraft der Station entschließt sich, Kim in der Halle abzuholen. Sie geht offen und freundlich auf Kim zu, begrüßt sie und stellt sich vor. Sie thematisiert zunächst das Hundeverbot gar nicht. Stattdessen schlägt sie vor, man könne sich vielleicht ein wenig auf der Bank im Park vor der Station unterhalten. Kim nickt fast unsichtbar und folgt der Pflegekraft, zusammen mit ihrem Hund. Sie wirkt dabei abweisend und ein wenig ängstlich, man erkennt ihr Gesicht kaum unter der tief heruntergezogenen Kapuze.
Im nun folgenden Gespräch gibt sich Kim sehr einsilbig, sie spricht kaum, gibt lediglich Antworten über Nicken oder Kopfschütteln. Die Pflegekraft kommentiert während der gesamten Zeit nicht, wie sie Kims Verhalten ihr gegenüber persönlich bewertet, sie akzeptiert es vielmehr als Mittel zum Selbstschutz. Zum Ende des Gesprächs bekräftigt sie, wie mutig sie es von Kim findet, sich für ein Therapiegespräch angemeldet zu haben und würdigt das gesamte Verhalten als probates Mittel zum Selbstschutz: »Ich sehe ja auch, dass Sie gut für sich sorgen und Kleidung tragen, in der Sie sich geschützt fühlen. Und mit so einem starken Begleiter an der Seite (sie deutet lächelnd auf den Hund) kann ja auch wirklich nichts passieren.« Später beraten die beiden, wo der Hund auf Kim warten kann, wenn sie die Station betritt. Kim kann verstehen, dass es dort auch Patienten gibt, die sich vor dem Hund fürchten würden. <

Das Beispiel zeigt, wie durch verständnisvolle und vorurteilsfreie Kommunikation eine Kontaktaufnahme auch zu sehr misstrauischen Menschen möglich ist, trotz institutioneller Rahmenbedingungen, die eingehalten sein wollen. Es ließe sich jedoch leicht eine andere Entwicklung vorstellen: Hätte die Pflegekraft dem Impuls nachgegeben, persönlichen, möglicherweise aus hierarchischen Machtpositionen oder persönlicher Kränkung gespeisten Empfindungen Ausdruck zu verleihen, wäre eine Arbeitsbeziehung nicht zustande gekommen. Jeder hat schon Mitarbeiter erlebt, die etwa durch bevormundende Forderungen wie »Setzen Sie sich bitte gerade hin und nehmen die Kapuze ab, ich erkenne Sie ja kaum!«, »Wenn ich Ihnen Guten Tag sage, dürfen Sie ruhig zurückgrüßen!« oder durch unreflektiertes Beharren auf institutionelle Regeln das Vertrauen von Patienten gleich zu Beginn im Keim ersticken. Es wird dann für Betroffene interpersoneller Gewalt schwer, eine Differenz zwischen der Pflege- und der traumatischen Situation wahrzunehmen und den Kontakt als hilfreich anzunehmen. Eine therapeutisch wirksame Beziehung darf keine Täteridentifikationen zulassen, die Differenz sollte so groß wie möglich sein.

Erkennen und Abbauen von Übertragungsverzerrungen

Traumatisierte Menschen gehen davon aus, dass Beziehungen regelhaft missbräuchlicher Natur sind, schließlich ist das ihre Erfahrung. Das Festhalten an Beziehungsmustern aus der Kindheit kann als Übertragung verstanden werden (Zurek & Fischer 2003).

Pflegende erleben in diesem Zusammenhang, dass sie von Patienten sozusagen »getestet« werden, bevor diese sich auf eine Beziehung einlassen können. Solche Tests können sich ganz unterschiedlich darstellen: Sie reichen von der Präsentation extremer Symptome, um in Erfahrung zu bringen, ob das Gegenüber dem gewachsen ist, bis hin zur Verleugnung jeglicher Beschwerden, um zu sehen, ob dennoch jemand das persönliche Leid bemerkt. Erfahrungen aus früheren Beziehungen werden in solchen Kontakten mit Pflegenden wiederholt.

In diesem Mechanismus liegt aber auch immer eine Chance der Aufarbeitung, wenn Pflegenden die Dynamik zwischen den beiden Partnern bewusst ist. Sie können dann die eigene Persönlichkeit als therapeutisches Instrument einsetzen (Needham 2018). Besonders ist auf Übertragungsverzerrungen in einseitig negative oder positive Richtungen zu achten, also auf die Identifikation der Pflegekraft mit dem Täter wie auf das Gegenteil, ihre starke Idealisierung. Beides ist therapiehinderlich.

Solche Übertragungsverzerrungen sollten immer klar benannt und zugunsten einer schwächeren, positiv-hilfreichen Übertragungsbeziehung korrigiert werden. Auch die Idealisierung des Helfers spricht ihm zu viel Macht zu. Betroffene sollten lernen, dass sie ihre Genesung selbst in der Hand haben und nicht mehr abhängig sind. Dies kann direkt im Gespräch geschehen, indem die Pflegekraft ganz konkret äußert, dass sie gerade den Eindruck hat, dass ihr Gegenüber gerade die Wahrnehmung einer Bezugsperson aus der Vergangenheit mit der Wahrnehmung der Pflegekraft in der Gegenwart vermischt und die Beziehung dadurch »aus der Realität gezerrt« wird. Hilfestellung bei der Zuordnung der Eigenschaften der Bezugspersonen kann gern angeboten werden und wird oft als hilfreich erlebt.

Kontrolle von Gegenübertragungsreaktionen

Helfende reagieren auf die Reaktionen der Patienten und auf ihre traumatischen Erfahrungen. Wenn sie unbewusst auf Übertragungsreaktionen reagieren, wird das Gegenübertragung genannt. Wenn Pflegende diesen Mechanismus erkennen und gezielt zum Verständnis der Patienten nutzen, können sie sehr hilfreich sein. Sie können jedoch auch sehr hinderlich sein, wenn sie unbewusst

ablaufen, das heißt, wenn Pflegende nicht erkennen, dass ein bestimmtes Patientenverhalten nicht ihnen persönlich gilt.
Es gibt drei sehr häufig zu beobachtende Typen von Gegenübertragung:

- Affektdurchbrüche wie Ärger oder Furcht,
- Vermeidungsverhalten,
- Überidentifikation.

Affektdurchbrüche → Hier rufen die große Not und die heftigen Gefühle der Patienten bei Pflegenden ebenfalls extreme Gefühle hervor. Diese können sich gleichen, indem Pflegende z. B. bei starker Trauer mitschwingen; sie können aber auch ins Gegenteil umschlagen, z. B. in Wut über die Trauer des Patienten. Handeln Pflegende affektgesteuert, sind sie keine wirkliche Hilfe für ihre Patienten wie das folgende Beispiel zeigt.

Beispiel Frau Jahn saß auf einem Stuhl im Flurbereich der Station und weinte lautstark. Ihre Bezugspflegekraft war mittlerweile nicht nur genervt, sondern wirklich ärgerlich. Vor fünfzehn Minuten hatte sie Frau Jahn in einem gut geplanten Gespräch mitgeteilt, dass sie ab nächster Woche Urlaub haben würde und wollte die Vertretung durch eine Kollegin einleiten. Daran war nicht zu denken gewesen: Frau Jahn hatte unmittelbar nach Erhalt der Nachricht verzweifelt angefangen zu weinen. Sie versuchte mit ihrer Pflegekraft zu diskutieren, warum diese den Urlaub nicht nach ihrer Entlassung in zwei Wochen geplant habe. Sie fühle sich unverstanden, ja, sie bringe gar die mangelnden Therapiefortschritte dieses Behandlungsintervalls mit der schlechten Personalplanung in Verbindung. Jeder auf der Station wisse schließlich, dass sie sich so schwertue, Vertrauen aufzubauen – und nun werde ihr sogar ihre Bezugsperson entzogen!
In der Mittagsübergabe berichtet die Bezugspflegekraft über Frau Jahn, sie macht ihrem Ärger dabei richtig Luft: »Stellt euch das bitte einmal vor! Es hat fast zwei Stunden gedauert, bis Frau Jahn sich wieder beruhigen ließ, und natürlich hat sie ihren Ausbruch auf der Station öffentlich inszeniert, sodass alle Mitpatienten es mitbekommen mussten! Aber am meisten ärgert mich der Egoismus von Frau Jahn: Das interessiert sie offenbar wenig, dass ich mich auch einmal erholen möchte und Urlaub brauche.«
Eine Kollegin sieht die Sache so: »Überleg doch mal, wie oft wir schon genau dieses Problem mit Frau Jahn hatten. Immer, wenn vertraute Dinge sich ändern, holt ihre Vergangenheit sie wieder ein und sie empfindet eine geradezu kindliche Angst, sie könne wieder alles verlieren, was ihr wichtig ist. Weißt du noch, wie es war, als wir die Essenszeiten im Speisesaal geändert haben? Da

gab es auch so einen Ausbruch. Ich glaube, je mehr man sich da ärgert, desto größer muss man sich ihre Not vorstellen.«
Das Team beschließt, eine achtsam-beobachtende Haltung gegenüber den eigenen Affekten einzunehmen, um besser zu verstehen, wo genau Frau Jahns Problem im Moment liegt. Frau Jahns Bezugspflegekraft erkennt, dass die Gefühle der Patientin sich keineswegs auf sie beziehen, da die Patientin sozusagen gar nicht im Hier und Heute als Erwachsene empfindet, sondern im Dort und Damals als hilflos zurückgelassenes Kind. <

Vermeidungsverhalten → Diese Gegenübertragungsreaktion kann sich zuweilen bis zu Verleugnung, Distanzierung oder emotionalem Rückzug steigern. Wenn Pflegende auf das Leid ihrer Patienten mit fassadenhaftem Verhalten oder Intellektualisierung reagieren, tun sie das meistens nicht, weil ihnen ihre Patienten gleichgültig sind, sondern weil sie vielmehr fürchten, von ihren Gefühlen überwältigt zu werden. Auch diese Ausprägung der Gegenübertragung kann therapieschädigend wirken, da sich die Betroffenen aufgrund der mangelnden Anteilnahme bzw. Parteilichkeit innerlich alleingelassen oder unverstanden fühlen.

Überidentifikation → Besonders häufig zu beobachten ist die Überidentifikation von Pflegenden mit ihrer Helferrolle oder sogar die offene persönliche Verstrickung in zu nahe Beziehungen zum Patienten. Warnhinweise auf diese Form der Gegenübertragung sind beispielsweise Überschreitungen des definierten Arbeitsrahmens (grundsätzlich und jederzeit erreichbar sein, aufgabenfremde Tätigkeiten für die Betroffenen übernehmen usw.) oder Überengagement.

Opfer von interpersonellem Missbrauch können mit ihren Leidensgeschichten starke »Wiedergutmachungswünsche« beim Gegenüber auslösen. Es kann dabei sogar zu Allmachts- und Grandiositätsfantasien aufseiten der Helfer kommen. Auf Dauer erzeugt diese Situation jedoch einen großen Druck, weil Helfer die Ansprüche der Opfer kaum mehr zu enttäuschen wagen, gleichzeitig den Wünschen nach Unterstützung nicht immer nachkommen können. Innerhalb dieses Teufelskreises kann keine wirkliche Hilfe mehr geleistet werden.

Hier sind Rückmeldungen aus dem multiprofessionellen Team oft sehr hilfreich, ebenso fallbezogene Supervisionen. Ist ein solches Verhalten mit seinen Ursachen erst einmal bekannt, so kann man gegensteuern, zum Beispiel durch die Abgabe bestimmter Aufgaben an andere Teammitglieder.

Balance zwischen Führen und Folgen

Danach befragt, wie er über Jahre hinweg ein erfolgreiches Therapiekonzept für Frauen mit schweren und chronischen Traumafolgestörungen habe entwickeln können, antwortete Professor Ulrich Sachsse im Rahmen eines Symposiums anlässlich des zwanzigjährigen Bestehens der spezialisierten Traumastation: »Ich frage meine Patientinnen immer, was Ihnen gut bekommt.« (Sachsse 2016) Diese einfache Antwort überzeugt. In Bereichen, in denen Pflegende im Rahmen eines tradierten, beschützenden Pflegeverständnisses handeln, wird von ihnen erwartet, stets den »richtigen Rat« für Problemstellungen parat zu haben. Zu den Basisfähigkeiten zukünftiger Pflegeexperten für traumasensible Bereiche gehört es jedoch, im Alltag von den Betroffenen zu lernen und sich sagen zu lassen, was in ihrem speziellen Fall wirksam und richtig ist.

Hilfreiche therapeutische Beziehungen gelingen durch situationsangemessene Wechsel zwischen den Arbeitsprinzipien »Führen« und »Folgen«. Dabei kommt dem einfühlsamen Folgen große Bedeutung zu, es bedeutet, ganz individuell auf den Zustand, das Erleben, die Ressourcen und Bedürfnisse der Patienten einzugehen. Bei Bedarf sollte dann zum Prinzip des Führens gewechselt werden, das auf ruhige Art Kompetenz, Standfestigkeit und Halt vermitteln kann.

Die Fähigkeit, situationsabhängig und situationsgerecht zwischen Führen und Folgen zu wechseln, macht die Kunst aus. Ein Helfer, der stets führt, entmachtet die Patienten und reaktiviert die Erfahrung des Nichts-bewirken-Könnens immer wieder neu. Hingegen wird ein Helfer, der ausschließlich folgt, Gefahr laufen, sich mit den Patienten im Kreis zu bewegen, was Fortschritte in der Therapie erschweren wird.

Milieugestaltung

Neben der Beziehungsgestaltung kommt der Milieugestaltung große Bedeutung zu. Abderhalden (2018a) weist darauf hin, dass die Milieugestaltung insbesondere im stationären und teilstationären Rahmen als originäre Aufgabe psychiatrisch Pflegender angesehen wird, obwohl sie im Grundsatz eine multidisziplinäre Angelegenheit ist. Er plädiert jedoch dafür, diese Aufgabe wahrzunehmen.

Entscheidende Milieufaktoren sind die Haltung sowie der Kommunikationsstil des Teams, aber auch die Organisation von Arbeits- und Behandlungsabläufen. Viele traumatherapeutisch arbeitende Spezialstationen arbeiten mit einem so weit als möglich schonenden Stationsklima, das den Patienten insbesondere Rückzugsräume für die innere Arbeit an belastenden Lebensereignissen bieten soll (Klups & Sachsse 2004). Die aktive Gestaltung eines der Behandlung langfristig förderlichen Behandlungssettings erfordert jedoch zusätzliches Wissen um die besonderen intrapsychischen Phänomene, unter denen Menschen mit Traumafolgestörungen leiden (Reichel 2016).

Betroffene erleben besonders im stationären Behandlungsrahmen verstärkt Phänomene wie Kontrollverlust und Entindividualisierung, begleitet von dem Gefühl, nicht »normal« zu sein (Ochberg 1993). Nicht wenige der Patienten, die in Kindheit und Jugend Missbrauch oder extreme Vernachlässigung erlebt haben, wurden in Institution wie etwa Kinderheimen oder Pflegefamilien betreut, deren Struktur wiederum negative Auswirkungen auf die emotionale Situation der Betroffenen bis ins Erwachsenenalter nach sich zieht (Dregan & Gulliford 2012). Fehlten bereits im Kindesalter verlässliche Bezugspersonen, fällt es traumatisierten Menschen besonders schwer, Vertrauen in eine unbekannte Institution und ihre Mitarbeiter zu setzen – insbesondere, wenn wie in der Psychiatrie durch geschlossene Türen und standardisierte Abläufe individuelle Gefühle von Ohnmacht und Hilflosigkeit reaktiviert werden.

Pflegende sollten entsprechend an einem Stationsmilieu arbeiten, das es den Patienten möglich macht, zumindest einen minimalen, aber dennoch stark entlastenden Unterschied zwischen früheren schädigenden Lebenssituationen und der aktuellen Behandlungssituation im Krankenhaus auszumachen. Es kommt also darauf an, Patienten innerhalb des traumasensiblen Hilfsangebotes Steuerungsmöglichkeiten einzuräumen, um institutionellen Mechanismen wie Kontrollverlust und Entindividualisierung entgegenzuwirken.

Psychiatrisch Pflegende können sich hier an den therapeutischen Prinzipien nach Ochberg (1993) orientieren, welche sich im Wesentlichen mit drei Schlagwörtern zusammenfassen lassen:

- Individualität,
- Transparenz und
- Kontrolle.

Individualität

Der Verzicht auf schematische Abläufe und der bedürfnisorientierte Umgang mit Opfern interpersoneller Gewalt sind die Kernmerkmale eines die Indivi-

dualität achtenden und fördernden Milieus. Psychiatrisch Pflegende sollten in diesem Zusammenhang den Wochenplan ihres Arbeitsbereiches besonders sorgfältig reflektieren und zusammenstellen. Der weitgehende Verzicht auf schablonenhaft angewandte Handlungsabläufe und Interventionsangebote ermöglicht einerseits Raum für individuelle Angebote, andererseits können gut durchdachte, stetig wiederkehrende und verlässliche Rituale – etwa eine gemeinsame Aktivierungseinheit wie z. B. Yoga am Morgen oder eine Imaginationsübung zum Tagesausklang – den Patienten genau jene Sicherheit und Berechenbarkeit vermitteln, die bisher im Alltag leidvoll vermisst wurden.
Sauter (2018b) weist auf die positiven Aspekte von (Pflege-)Ritualen hin und betont, dass sie geeignet sind, die Auseinandersetzungen mit Grundfragen der menschlichen Existenz zu fördern, beispielsweise dem Streben nach Sicherheit und Ordnung. Gleichzeitig dienen Rituale auch der Kanalisierung oder Begrenzung von Gefühlen, indem sie Angst reduzieren und Sicherheit vermitteln. Durch ihren stützenden Charakter ermöglichen sie eine Balance zwischen Stabilität und Veränderung, was für Menschen innerhalb einer Traumatherapie sehr effektiv nutzbar ist.
Abseits von gezielt eingesetzten Angeboten mit Ritualcharakter wird eine schablonenhafte Anwendung von stationsbezogenen Gruppeninterventionen oder die verpflichtende Teilnahme an Freizeitaktivitäten oder Stationsämtern wie beispielsweise dem Küchendienst die Therapiemotivation der Betroffenen gefährden. Professionell und traumasensibel Pflegende werden Raum für individuelle Anpassungen der allgemeingültigen Standards schaffen. Dabei kann es um einen individuell zusammengestellten Wochenplan gehen, dessen Angebotspalette zwischen Pflegekraft und Patient ausgehandelt wird. Persönliche Vorlieben, Ängste und Möglichkeiten aufseiten des Patienten sind dabei ebenso zu berücksichtigen wie die grundsätzlichen pflegerischen Zielsetzungen bestimmter empfohlener Angebote.
Ein Gespräch dieser Art, das im Sinne einer vertrauensvollen und beidseits wertschätzenden Haltung geführt wird, kann auch auf die Vorbereitung unterschiedlicher, zum aktuellen Zeitpunkt noch überfordernder Gruppenangebote dienen. Beispielsweise kann sich die Pflegekraft mit Leitfragen wie diese an die Bedürfnisse des Patienten herantasten: »Was benötigen Sie, um zunächst probehalber und später vielleicht auch aktiv an der Gruppe teilnehmen zu können?«; »Wie kann ich Sie dabei unterstützen? Was könnten Sie selbst tun?«; »Gibt es Ihrerseits Wünsche an die anderen Gruppenteilnehmer?«
Um mit den Patienten in dieser Weise über die Therapiebausteine sprechen zu können, sollten Pflegende auch selbst davon überzeugt sein, dass die Angebote,

die das multidisziplinäre Team bereithält, den Patienten auch tatsächlich weiterhelfen können. So banal das klingt, so schwierig ist das manchmal im Arbeitsalltag. Nicht selten kennen Pflegende den Nutzen ganz spezieller Angebote innerhalb des Stationswochenplanes gar nicht. Sei es, weil sie bei der inhaltlichen Konzeption der Station nicht eingebunden waren, sei es, weil sie selbst kein Interesse an der (Mit-)Entwicklung der unterschiedlichen Therapiebausteine hatten – es wird in solch einer Situation schwierig sein, die Kritik und die Bedenken der Patienten bezüglich einzelner Angebote angemessen anzunehmen und gemeinsam zu bearbeiten und die Patienten zur Teilnahme zu motivieren.

Nur wer sein Handwerkszeug und die Möglichkeiten der Kolleginnen und Kollegen im Team und in der Region wirklich gut kennt, kann auch über infrage kommende Maßnahmen verhandeln.

Wichtig ist dabei, denjenigen, die ein Angebot gar nicht annehmen mögen und gar vollkommen ablehnen, Verständnis entgegenzubringen und dies zunächst zu akzeptieren – möglicherweise ist diese Entscheidung zu einem späteren Zeitpunkt nochmals diskutierbar.
Es kann dabei sehr interessant sein zu erfahren, welche Bedenken die Nutzer pflegerischer Angebote hegen und welche Interventionen sie kennen oder sich vorstellen können, die am Ende für sie hilfreicher sein könnten als die angebotenen. Eine gemeinsame Reflexion zu stetig wiederkehrenden Aktivitäten und praktischen Übungen während der Therapiezeit ist ohnehin sehr zu empfehlen, da sie die Betroffenen gut auf den Alltag zu Hause vorbereiten, wo sie dann meist alleine eine Entscheidung für sich treffen müssen. Echtes Interesse, Kontinuität und Sicherheit zählen bei diesen Reflexionsgesprächen zu den genesungsfördernden Beziehungsfaktoren zwischen Patient und Pflegekraft (Borg & Kristiansen 2004). Da die meisten Patienten über jahrelange Erfahrung mit ihrer Erkrankung verfügen, können sie Pflegenden auch sehr gut vermitteln, was sie konkret benötigen.

Beispiel Frau Ludwig ist gestern auf der Traumastation aufgenommen worden, ihr wurde im Verlauf des pflegerischen Aufnahmegesprächs bereits der Wochenplan der Station gezeigt und erklärt, an welchen Angeboten alle Patientinnen der Station verpflichtend teilnehmen sollten und welche individuell wählbar sind. Heute steht als »Pflichtgruppe« gleich als erster Tagespunkt für 8:00 Uhr die Teilnahme an der Qigonggruppe auf dem Plan.

Frau Ludwig wendet sich etwa eine halbe Stunde vorher an eine Pflegekraft und möchte sich zumindest für heute von der Gruppe abmelden. »Ich schaffe das einfach noch nicht! Ich bin doch neu hier und in Gruppen oder in engen Räumen habe ich sowieso immer Ängste. Da kann es schnell passieren, dass ich wegdrifte und dissoziiere. Ich würde gern erst einmal mit der Therapeutin sprechen, ob das überhaupt etwas für mich ist, ich habe ja auch noch diese Bandscheibensache und soll eigentlich gar keinen Sport machen.«

Die Pflegekraft geht auf die Sorgen von Frau Ludwig direkt ein: »Oje, Frau Ludwig, ich sehe, Sie machen sich wirklich viele Gedanken um unsere Qigonggruppe! Aber erst mal merke ich, dass Ihnen offenbar noch ganz wichtige Informationen fehlen, deshalb möchte ich, bevor wir überlegen, ob Sie heute lieber noch pausieren, erst mal von dem Ablauf erzählen. Zuerst sollten Sie wissen, dass Sie an den Übungen gar nicht unbedingt teilnehmen müssen. Es geht uns in erster Linie darum, dass wir morgens den Tag gemeinsam beginnen und auch darum, dass wir Pflegenden alle Patientinnen einmal gesehen haben – dass erspart Ihnen und uns eine Kontrolle in Ihrem Zimmer, wie sie in Kliniken sonst üblich ist. Sie können sich also ganz in Ruhe abseits in der Turnhalle oder auch im Garten davor platzieren und erst einmal zusehen, was die anderen überhaupt tun. Sie dürfen die Zeit auch ganz anders für sich nutzen, etwa Atemübungen machen oder etwas anderes, das für Sie am Morgen hilfreich ist. Niemand muss sprechen oder sich vorstellen, diese Gruppe läuft ganz still ab, weil wir wissen, dass die meisten unserer Patientinnen nicht gut vor anderen sprechen können.

Wenn die Gruppe mit den »Acht Brokatübungen« fertig ist, so heißt unsere Übungsabfolge hier, dann gehen alle still aus der Halle zurück auf die Station. Sie dürfen das auch tun, oder aber sie bleiben dann noch kurz bei mir. Ich erkläre jeden Morgen eine der Übungen, ihre richtige Durchführung und ihre Wirkungsweise.

Wir versprechen uns von dieser Qigonggruppe eine Möglichkeit für alle, trotz der vielen Einschränkungen im Kontakt mit anderen Menschen den Tag mit einer gemeinschaftlichen Aktivität zu beginnen, frisch und wach zu werden und ganz in der Gegenwart anzukommen. Ich bin davon überzeugt, dass das auch für Sie von Nutzen sein wird. Wollen wir es vielleicht erst einmal mit der reduzierten Variante des Zusehens probieren?« <

Dieses Beispiel zeigt neben einer offenen Haltung der Pflegekraft gegenüber den Bedenken der Patientin, dass eine wertschätzende Atmosphäre auch dadurch geschaffen wird, dass institutionelle Abläufe transparent kommuniziert werden. Eine Qigonggruppe soll zwar hauptsächlich durch ihre Übungen positiv wirken, sie kann aber durchaus gleichzeitig andere Funktionen erfüllen, hier die im Behandlungssetting Krankenhaus erforderliche Anwesenheitskontrolle am Morgen. Die Pflegenden müssen dabei die Privatsphäre der Patientinnen in ihren Zimmern nicht stören und erfahren dennoch, welche Patienten nicht aufgestanden sind, um dann nach ausschließlich diesen sehen zu können. Patienten sollten solche Hintergründe kennen, um die Abläufe richtig einordnen zu können. Nur dann, wenn Patienten sowohl den Sinn als auch die grundlegenden Wirkprinzipien der Hilfsangebote kennen und verstehen, ist die Motivation zur aktiven Mitarbeit aussichtsreich.

Transparenz

Die Vorstellung sämtlicher Abläufe, Rahmenbedingungen und Konzepte der Station ist eine typische Aufgabe psychiatrisch Pflegender. Mit ihrer besonderen Rolle bei der Milieugestaltung nehmen sie dabei für das multidisziplinäre Behandlungsteam eine Vermittlerrolle ein. Patienten hinterfragen gelegentlich sowohl die allgemeinen Arbeitsprinzipien als auch das Stationsmilieu. In diesen Situationen ist es bedeutsam, dass Pflegende dann auch wissen, aus welchem Grund die unterschiedlichen Akteure der Station auf welche Weise handeln und wie das Team in seiner Gesamtheit zu Entscheidungen kommt. Nur so können sie diese Themenfelder den Patienten gegenüber vertreten und vermitteln.

Beispiel Frau Neumann hatte im Rahmen der Nachsorge einer Traumaexposition einen längeren Spaziergang unternehmen wollen, um innerlich etwas Abstand zu gewinnen. Sie hatte vormittags mit der Therapeutin am Missbrauch durch ihren Stiefvater gearbeitet und ist am Nachmittag emotional noch so belastet, dass die Bezugspflegekraft mit ihr gemeinsam entscheidet, den Spaziergang nicht allein zu wagen, sondern die Psychologie-Praktikantin um Begleitung zu bitten, zu der Frau Neumann einen »guten Draht« hat.

Nach einer kurzen Übergabe mit Instruktionen für Krisenfälle bricht die Praktikantin mit Frau Neumann auf. Der Spaziergang verläuft ruhig und tut Frau Neumann sichtlich wohl. Sie erzählt vieles aus ihrer Kindheit, was sie nun zunehmend beschäftigt, aber immer weniger belastet. Die Praktikantin hört sehr aufmerksam zu und Frau Neumann fühlt sich von ihr verstanden. Sie entschließt sich, ihr zu erzählen, dass sie ihren Stiefvater auch nach dem Tod der Mutter bis heute manchmal noch besucht, um bei ihm Mittag zu essen. Er ist mittlerweile alt und nicht mehr übergriffig, bietet ihr manchmal auch Geld

an, das sie nicht ablehnt. Frau Neumann hat das bisher verschwiegen, weil sie annimmt, es könne die Therapie gefährden.
»Was ich Ihnen jetzt sagen möchte, habe ich bisher mit Ihren Kollegen noch nicht besprochen, es ist mir aber wichtig, dass jemand es weiß und mich versteht. Ich glaube, dass Sie mich verstehen werden. Können Sie mir versprechen, erst einmal nichts davon Ihren Kollegen zu sagen?«, fragt Frau Neumann die Praktikantin.
»Nein, Frau Neumann, so etwas kann ich Ihnen nicht versprechen«, antwortet die Praktikantin. »Das Team arbeitet grundsätzlich nicht mit Geheimnissen, auch, weil die Gefahr für jedes einzelne Teammitglied, sich persönlich mit Patienten in eine für beide wenig förderliche Beziehung zu verstricken, sehr groß wäre. Die Teammitglieder stützen und schützen sich gegenseitig, und wenn Sie mir heute etwas Wichtiges erzählen, werde ich mir Beratung und Hilfen dazu im Team holen. Ich habe bisher noch wenig praktische Erfahrung und möchte auf gar keinen Fall etwas tun, was Ihnen langfristig schaden könnte. Allein kann ich das aber gar nicht überblicken. Wenn Sie also nun weitersprechen möchten, ist es mir wichtig, dass Sie wissen, dass ich es nach unserer Rückkehr auf die Station mit Ihrer Bezugspflegekraft besprechen werde. Ich bin mir im Übrigen sicher, dass das gesamte Team sich bemüht, Sie gut zu verstehen.«

Dieses Beispiel zeigt, dass ein regelkonformes Handeln aller Teammitglieder die Basis effektiver Transparenzstrategien bildet. Diese Regeln müssen dafür erstens jedoch allen, wirklich allen, an der Behandlung maßgeblich beteiligten Teammitgliedern bekannt sein, d. h. auch den temporär Mitarbeitenden wie Auszubildenden, Praktikanten, Hospitanten usw. Zweitens macht diese Art der umfassenden Transparenz es notwendig, dass Pflegende selbst die genauen Gründe für die Integration bestimmter Regeln und Interventionen in das bestehende Behandlungskonzept kennen. Es liegt für die Nutzer von Hilfsangeboten nicht immer klar auf der Hand, warum Dinge in einer bestimmten Art und Weise ablaufen oder entschieden werden. Besonders kritische Punkte sind beispielsweise die Festlegung des Entlassungstermins, der Zeitpunkt der nächsten Traumaexposition, die Zuständigkeit bestimmter Teammitglieder in besonderen Fragen oder die Zuordnung zu individuellen Therapieangeboten. Innerhalb eines Arbeitsbündnisses auf Augenhöhe, das von gegenseitigem Respekt und Empathie geprägt ist, werden Pflegende diese Punkte zum einen vertreten, sind zum anderen aber auch in der Lage, in Kooperation mit ihren Patienten in sinnvoller Weise davon abzuweichen (Sachsse 1989).

Transparenz als Grundsatz der pflegerischen Arbeit ist insbesondere auch im ganz individuell gestalteten Arbeitsbündnis zwischen Patient und Pflegekraft von großer Bedeutung. Pflegende führen gemeinsam mit Patienten beispielsweise Körperübungen oder Entspannungsverfahren durch, üben Strategien der Selbstfürsorge oder zur Stressregulation ein. All diese interpersonell wirksamen pflegerischen Ansätze werden für die Patienten jedoch nur dann nutzbar sein, wenn für die nötige Transparenz des Wirkprinzips und der Methode an sich gesorgt ist. Interpersonell traumatisierte Patienten verfügen über stark ausgeprägte Anpassungsfähigkeiten in unsicheren oder gar bedrohlich wahrgenommenen Situationen. In der traumatisierenden Situation haben sie gelernt, dass es überlebenswichtig sein kann, sich zu verstellen, keine Ängste oder Schmerzen zu zeigen, um nicht noch weiteren und schlimmeren Schaden zu nehmen. Trotz des nach außen abgegebenen Signals »Es ist alles in Ordnung« erleben diese Menschen Gefühle umfassender Ohnmacht und Hilflosigkeit. Wenn solche Situationen in der Therapie, wenn auch unbeabsichtigt, in ähnlicher Weise wiederholt durchlebt werden, können Retraumatisierungen die Folge sein.

Beispiel Herr Hoffmann ist seit einer Woche auf der Psychotherapiestation, um spezielle Stabilisierungstechniken zu lernen. Sein Ziel ist es, in einigen Monaten an den Erfahrungen des rituellen sexuellen Missbrauchs in seiner Kindheit arbeiten zu können. Bisher kommt er auf der Station ganz gut zurecht, nun kommen aber jeden Tag neue Termine hinzu, die er wahrnehmen soll, was ihn mittlerweile unter Stress setzt.

Heute Morgen hatte ihm eine Mitarbeiterin des Pflegedienstes mitgeteilt, dass in der PMR-Gruppe noch ein Platz frei ist und dass sie glaubt, er könne von dieser Gruppe sehr profitieren. »Sie möchten doch auch üben, sich hier besser zu entspannen. Gehen Sie heute Nachmittag um 15:00 Uhr gleich mal hin, es ist im Gruppenraum –, aber nehmen Sie was Bequemes zum Anziehen mit!«, hatte sie ihm gesagt. Er hatte sich dann nicht mehr getraut, nachzufragen, was denn »PMR« überhaupt bedeutet. Herr Hoffmann war den ganzen Tag über extrem angespannt, versuchte aber, nicht aufzufallen.

Um 15:00 Uhr findet er sich im Gruppenraum ein, es sind noch vier andere Patienten da, die er kaum kennt. Die PMR-Trainerin ist eine Pflegekraft, die er bisher noch nicht getroffen hat. Sie stellt sich kurz vor und sagt, dass sie ihn hier heute in der PMR-Gruppe begrüße und dass es nun auch direkt losgehen könne.

Während die anderen Patienten Decken holen und beginnen, sich auf den Boden zu legen, fasst sich Herr Hoffmann ein Herz und fragt, was denn PMR

eigentlich genau sei. Er habe es gegoogelt, aber nur gesehen, dass es da um Muskelspannung gehe. Er ist maximal angespannt und würde am liebsten den Raum wieder verlassen.
Die Pflegekraft antwortet, genau, das sei schon ganz richtig, beim PMR gehe es um Muskelanspannung und -entspannung. Das sei jetzt aber doch sehr langwierig, alles zu erklären – jedenfalls sei es sehr leicht zu erlernen, es erleichtere die Entspannung und am besten solle Herr Hofmann einfach mal mitmachen, dann werde er ja sehen, wie gut es ihm tue.
Herr Hoffmann befolgt diesen Rat, er holt sich auch eine Decke und legt sich darauf. An das, was danach passiert, kann er sich später nicht mehr erinnern. Am Ende der Stunde kommt er mit einem Schrecken wieder zu sich, als die Pflegekraft ihn an der Schulter fasst und fragt, ob er eingeschlafen sei. In ihm tobt eine Panik. Er bejaht die Frage und sagt lächelnd: »Das war so entspannend, ich habe gar nicht gemerkt, wie ich eingeschlafen bin. Das liegt aber auch an Ihrer weichen Stimme, Sie können wirklich sehr gut Entspannung verbreiten.« Die Pflegekraft nimmt dieses Kompliment gern an und berichtet später in der Teambesprechung, wie sehr Herr Hoffmann von der PMR-Gruppe profitiert.

Dieses Beispiel soll anschaulich machen, wie geschickt interpersonell traumatisierte Patienten vortäuschen, dass »alles in Ordnung ist«, um die Beziehung nicht zu belasten. Der Gedanke, selbst in Sicherheit zu sein, solange sich nur die Person gut fühlt, die eine Übung anleitet oder eine andere Intervention durchführt, ist selbstverständlich langfristig nicht von Nutzen für die Patienten. Herr Hoffmann ist bereit, einen dissoziativen Zustand zu verschleiern, aus Angst, in der Therapie Probleme mit dem Behandlungsteam zu bekommen. Er nimmt dafür Gefühle von Ohnmacht und Furcht in Kauf. Diese sind ihm aus seiner Geschichte vertraut und sie erscheinen ihm berechenbarer als die unbekannte Reaktion des neuen Gegenübers. Wenn dabei kleine Signale, wie beispielsweise eine Nachfrage nach den Wirkprinzipien bestimmter Übungen, von Professionellen einfach übergangen werden, kann die Beziehung auf lange Zeit unbemerkt einseitig schwer gestört sein.
Traumasensible Pflege setzt deshalb schon vor der Durchführung bestimmter Interventionen und Übungsangebote an. Der ursprünglich sinnvolle Überlebensmechanismus des Sich-Anpassens kann durchaus im Vorfeld offen angesprochen, also transparent gemacht werden. In einem zweiten Schritt sollte dieser Mechanismus in seiner Funktion erst einmal wertgeschätzt werden. Patienten sollen das Gefühl haben, mit diesen inneren Reaktionen verstanden

zu werden. Der konkrete Wunsch, an diesem Mechanismus etwas zu verändern, muss letztendlich vom Patienten ausgehen.

Für die Durchführung sämtlicher Angebote, insbesondere derer zur körperlichen Stabilisierung, zu Entspannungsverfahren oder auch zur Arbeit mit dem Inneren Kind gilt: Pflegende begegnen einer im Grunde gesunden Skepsis stets mit verständnisvoller Wertschätzung sowie einer größtmöglichen inhaltlichen Aufklärung über Wirkprinzipien, Rahmenbedingungen, Dauer, Körperhaltung, Kontrollmöglichkeiten und der Erläuterung der genauen Vorgehensweise, am besten in chronologischen Schritten.

Es kann dabei erforderlich sein, eine Übung zuvor mit einem Patienten sozusagen »trocken« durchzuspielen bzw. die Materialien oder Medien vorher zur Verfügung zu stellen. Den Patienten wird dabei grundsätzlich die Entscheidung überlassen, ob und wann sie an der Übung teilnehmen möchten, damit sie über die Einräumung solcher Kontrollmöglichkeiten Vertrauen in eine für sie neue Situation fassen können: bewusst Ja oder Nein zu etwas sagen zu dürfen, dass andere Menschen mit ihnen gemeinsam tun wollen.

Kontrolle

Die Bereitstellung umfassender Informationen über die traumaspezifische Therapie und ihre Rahmenbedingungen ist die Voraussetzung, um Patienten Kontroll- und Wahlmöglichkeiten einzuräumen. Gelingt es, Patienten eigenständig Therapieziele zu setzen und diese dann auch konsequent zu verfolgen, dient dies auch den Pflegenden selbst, denn es macht ihre Arbeit langfristig einfacher und letztlich erfüllender.

Für die traumasensible Pflege ist die Haltung zentral, dass alles, was in der Therapie geschieht, durch die Patienten selbst beeinflussbar und steuerbar ist.

Diese Haltung impliziert automatisch, dass die Patienten zu einem guten Teil auch selbst die Verantwortung für ihren Genesungsprozess übernehmen. Eine Ausnahme bilden hier lediglich sehr akute, krisenhafte Phasen, in denen Pflegende entlastend »einspringen« und vorübergehend die Kontrolle übernehmen, beispielsweise während einer Verlegung oder Aufnahme auf eine geschlossene Kriseninterventionsstation. Solche Krisen sind in der stationären Behandlung besonders von Patienten mit chronischen Traumafolgestörungen als erwartbare Episoden während der Therapie zu werten. Sie sind sozusagen »normal«, besonders während hochfrequenter Expositionsphasen, die die Patienten stark belasten. Im nicht krisenhaften stationären Alltag jedoch profitieren beide, Pflegende und ihre Patienten, von einem Behandlungsklima, das die innere Überzeugung der Patienten, die Kontrolle zu behalten, fördert. Hierzu eignen sich verschiedene Techniken.

»Grounding object« nutzen → Um den Patienten die Angst vor ungewohnten Gesprächssituationen zu nehmen, beispielsweise ein Aufnahmegespräch, können Pflegende den Patienten raten, eine Vertrauensperson oder ein sogenanntes »grounding object« mitzunehmen, also einen Gegenstand, der die positive Orientierung im Hier und Jetzt zu verankern hilft. Solche Gegenstände sind zum Beispiel Fotos der eigenen Kinder oder von Haustieren, ein Schlüsselbund des Arbeitsplatzes, ein Plüschtier und verschiedene Dinge mehr. Wenn eine Person als Begleitung gewünscht ist, kann diese im Raum anwesend sein oder vor der Tür sitzen. Das beruhigt nicht nur die Patienten, sondern es entlastet auch die Pflegekraft, da eine Vertrauensperson im Krisenfall stabilisierend wirkt.

Hilfe zur Selbsthilfe stärken → Kontrolle seitens des Patienten setzt auch voraus, dass kein Machtgefälle durch regressives Verhalten entsteht. Regression, also das Zurückfallen in kindliche Verhaltensweisen, ist eines der häufigsten Probleme während traumaspezifischer Therapien (Karameros & Sack 2013). Verständnisvolles und fürsorgliches Auftreten Pflegender ist für den Beziehungsaufbau sicher hilfreich – es kann jedoch im Verlauf der Behandlung zum Problem werden. Patienten, die in Kindheit und Jugend traumatisiert wurden, leiden auch als Erwachsene noch an den mangelnden Erfahrungen emotionaler Unterstützung und liebevoller Zuwendung. So können Wünsche nach einer nachholenden Versorgung entstehen, sodass Patienten sich zuweilen schnell intensiv an einzelne Pflegende oder andere Teammitglieder binden. Wenn sie sich dann zunehmend passiv verhalten und nur die Fürsorge genießen, werden Teile der eigenen Selbstständigkeit aufgegeben. Die Patienten erleben daraufhin erneut einen Kontrollverlust.

→ **Beispiel** Frau Yildiz bespricht in einem Gespräch mit ihrer Bezugspflegekraft, wie sie es in Zukunft bewältigen kann, an der Körpertherapie teilzunehmen. Sie hat diesbezüglich große Befürchtungen und durch ihr geringes Selbstwertgefühl

fällt ihr Bewegung in der Gruppe seit jeher sehr schwer. Sie ist mittlerweile 45 Jahre alt und hat noch niemals an einer Sportgruppe oder einem Fitnesstraining teilgenommen, obwohl sie sich das wünscht. Während des Gesprächs, in dem es gerade um Unterstützungsstrategien geht, die Frau Yildiz für sich erarbeiten soll, zeigt sie sich sehr weinerlich, spricht mit hoher Stimme, zieht die Knie an den Körper. Sie wirkt wie ein verzweifeltes Kind.
Die Pflegekraft spricht diese Situation direkt an: »Frau Yildiz, ich sehe, dass Sie gerade sehr angespannt sind. Wie Sie so dasitzen, könnte man meinen, man sieht ein jüngeres Ich von Ihnen, dem es gar nicht gut geht und das Trost und Hilfe benötigt. Ich glaube, dass es Ihnen schnell besser gehen kann, wenn Sie erst einmal diesen jüngeren Anteil von sich versorgen. Lassen Sie uns doch einmal gemeinsam überlegen: Sie sind doch durch Ihre Arbeit als Grundschullehrerin quasi Profi um Umgang mit Kindern, die Unterstützung brauchen. Was könnte das weinerliche Mädchen denn im Moment gut gebrauchen?« <

In diesem Beispiel regt die Pflegekraft die Patientin zunächst an, ihren regressiven Anteil wahrzunehmen. In einem zweiten Schritt versucht sie, das funktionstüchtige Alltags-Ich der Patienten anzusprechen und gibt dann Hilfe zur Selbsthilfe, indem sie gemeinsam mit der erwachsenen Patientin überlegt, wie die inneren Bedürfnisse am besten befriedigt werden können. Die Kontrolle über die Situation liegt damit nicht mehr bei der scheinbar »mächtigeren« Pflegekraft, sondern die beiden arbeiten auf Augenhöhe und die Patientin behält dabei die Kontrolle.

Trigger kontrollieren → Es ist sinnvoll, direkt nach dem Kennenlernen die bereits bekannten individuellen Auslöser zu erfragen. Die Ergebnisse werden für alle an der Behandlung Beteiligten zugänglich dokumentiert. Dabei wird konkret gefragt: Welche Situationen bereiten häufig Probleme? Welche Menschen können Sie nur schwer ertragen? Welche Eigenschaften beunruhigen Sie? Welche Orte sind unangenehm und was daran? Welche Stellen des Körpers dürfen berührt werden? Von wem? Welche dürfen auf keinen Fall berührt werden?

Körperkontakt vermeiden → Ganz allgemein gilt bei Betroffenen von Misshandlung und sexuellem Missbrauch zunächst immer: Körperkontakt nur mit expliziter Einwilligung. Wenn im Rahmen bereits etablierter tragfähiger Beziehungen z. B. Situationen entstehen, in denen der Patient weint, wird durch Pflegende oft intuitiv eine Hand aufgelegt oder der Betreffende umarmt. Dies ist auch möglich, allerdings muss zuvor gefragt werden, ob dieser Kontakt im Moment gewünscht ist bzw. toleriert werden kann.

Stoppsignal vereinbaren → Gemeint ist damit die gezielte Verabredung

eines nonverbalen, gestischen Signals, mit dem Patienten sämtliche Interventionen jederzeit stoppen können. Besondere Wichtigkeit kommt einem solchen Signal zu, wenn in Stresssituationen die Sprache versagt. Schon zu Beginn der Behandlung wird eine solche Geste, beispielsweise eine erhobene Hand oder eine geballte Faust, verabredet und auch mehrmals durchgeführt, damit sie verankert ist. Die Reaktion auf dieses Signal muss dann seitens aller Teammitglieder unbedingt und sofort erfolgen, jede Aktion gestoppt werden.
Weitere der Kontrolle dienliche Instrumente sind zum einen die imaginativen Distanzierungstechniken, auf die im Kapitel »Hochstress bewältigen« näher eingegangen wird, sowie die Techniken des Dissoziationsstopps, die ebenfalls in einem eigenen Kapitel, »Dissoziative Zustände«, vorgestellt werden.

Recoveryorientierung in der traumasensiblen Pflege

Bekannte Vertreter der Recoverybewegung haben in Kindheit und Jugend schwere Vernachlässigung oder sexuellen oder psychischen Missbrauch erfahren, die zur Entstehung ihrer späteren psychischen Probleme beigetragen haben (Prescott 2007). Das lässt den Schluss zu, dass die Arbeit an den seelischen Verletzungen innerhalb der eigenen Lebensgeschichte stets Teil des individuellen Recoveryweges jeder von psychischen Problemen betroffenen Person sein wird und muss (Herman 2015).
Mit ihren Prinzipien Individualität, Transparenz und Kontrolle steht die traumasensible Pflege der Recoverybewegung nahe, jedenfalls wenn man mit dem Recoverybegriff von Rabenschlag und Needham arbeitet. Beide begreifen Recovery als »eine gesundheitsorientierte und prozesshafte Einstellung, welche Hoffnung, Wissen, Selbstbestimmung, Lebenszufriedenheit und vermehrte Nutzung von Selbsthilfemöglichkeiten fördern will und damit auf die (subjektive) Lebensqualität trotz psychischer Krankheit zielt« (Rabenschlag & Needham 2018, S. 871).
Die Parallelen werden noch deutlicher, wenn nicht nur der Aspekt der verstärkten Selbstbestimmung aufseiten der Betroffenen in Betracht gezogen wird, sondern auch das Bemühen um Partizipation und Kommunikation auf Augenhöhe, das die Betroffenen als Experten ihrer eigenen Erkrankung sowohl wertschätzt als auch in die Verantwortung zur Mitgestaltung nimmt (Reichel 2014).
Bei der Auswahl der Interventionen stehen unterschiedliche, gut etablierte Konzepte zur Verfügung, die dem Recoverykonzept entweder sehr nahestehen

oder seiner Umsetzung dienen. Aus diesem Grund sind sie zur Ergänzung eines traumasensiblen Pflegekonzeptes sehr gut geeignet.

Empowerment → Dieser mittlerweile gut etablierte Ansatz zur Selbstbefähigung chronisch erkrankter Menschen (Knuf 2016) bedeutet im Grunde die Übertragung von Macht auf benachteiligte Gruppen – hier also von Helfenden bzw. Pflegenden auf Patienten. Lauber und Rössler (2004) haben Kriterien herausgearbeitet, die Menschen kennzeichnen, die sich selbst als »empowered« bezeichnen. Dazu gehört unter anderem,

- dass sie Entscheidungsgewalt über ihre gesundheitlichen Belange haben;
- über Zugang zu Informationen verfügen, zwischen verschiedenen Behandlungsmöglichkeiten wählen können und
- lernen, Angebote kritisch zu hinterfragen und Ängste zu äußern.

Dieselben Autoren haben auch formuliert, was die Arbeit mit selbstbestimmten Patienten für die professionellen Helfer bedeutet. Hier sind ganz praktische Aspekte wichtig:

Professionelle, die Empowerment fördern wollen,

- hören zu und sprechen nicht selbst;
- sie fragen nach Stärken, nicht nach Symptomen;
- sie helfen, Schwerpunkte und Leitplanken zu setzen;
- sie begegnen den Patienten mit Anerkennung und Wertschätzung und
- sie sind selbst Mentor und Vorbild.

Motivierende Gesprächsführung → Diese ursprünglich für die Suchttherapie entwickelte Methode wird mittlerweile auch in der Psychiatrie genutzt (Kremer & Schulz 2016). Es geht hier darum, Patienten durch eine Stärkung ihrer ureigenen Motive in die Lage zu versetzen, ihre Probleme selbst einer Lösung zuzuführen. Das Instrument wird explizit für die Psychiatrische Pflege empfohlen (Callaghan u. a. 2009).

Salutogenese → Eine der am häufigsten zitierten Definitionen des Recoverybegriffs von Anthony (1993) verweist auf Recovery als Prozess der Sinnsuche. Gemeint ist die Einordnung der psychischen Krise in die eigene Lebensgeschichte und Lebenssituation. Im Zentrum des Salutogenese-Modells des israelischen Forschers Aaron Antonovsky (1997) steht das sogenannte Kohärenzgefühl des Menschen, das für die Gesundheitsförderung und -erhaltung ganz wesentlich ist. Man kann das Kohärenzgefühl als eine Art grundsätzliches Vertrauen auffassen, dass alles, was passiert, verstehbar, handhabbar und sinnhaft ist. Je mehr dieser Erfahrungen Menschen sammeln, desto stärker ist ihr Kohärenzgefühl und daraus folgend die Fähigkeit, gesund zu werden und es auch zu bleiben.

In diesen drei das Salutogenese-Konzept prägenden Prinzipien Verstehbarkeit, Handhabbarkeit und Sinnhaftigkeit liegt jedoch für Opfer schwerer Gewalt- und Missbrauchserfahrungen eine große Herausforderung. Traumatisierte Menschen haben – zu Recht – Schwierigkeiten, das Geschehene zu verstehen, zu handhaben oder einen Sinn darin zu finden. Es kann für den jahrelangen sexuellen Missbrauch eines Kleinkindes oder für absolute Vernachlässigung und Gewalt nicht ohne Weiteres ein Sinn gefunden werden und die Suche danach, die Frage nach dem »Warum«, kann Menschen in die Verzweiflung treiben, kann sie »verrückt machen«, kann sie sogar das Leben kosten. Auch erleben die Betroffenen das traumatische Ereignis und die schwerwiegenden Folgen zumindest erst mal nicht als handhabbar. Beschäftigt man sich genauer mit Antonovskys Werk, dann wird deutlich, dass die Übertragung der Begriffe so unmittelbar auch nicht gedacht ist. Antonovsky hat selbst mit schwer traumatisierten Holocaustopfern gearbeitet. Er war auf der Suche nach den Faktoren, die diesen Menschen das Überleben ermöglicht haben. Dieser Blick auf diese Resilienzfaktoren hilft, einen anderen Blick auf sich selbst zu werfen, der nicht von dem Gefühl bestimmt ist, ein Opfer zu sein. Der spezielle Fokus auf die Integration des Erlebten, die Annahme und Wertschätzung von Symptomen in ihrer Funktion als Selbsttherapie können Betroffenen sehr helfen.

Menschen mit seelischen Traumatisierungen, die bereits einen erfolgreichen Recoveryweg zurückgelegt haben, berichten übereinstimmend davon, dass die Auseinandersetzung mit der eigenen Vergangenheit wesentliche und positive Veränderungen in ihrem heutigen Leben gezeitigt hat.

Dazu braucht es allerdings die Hoffnung, dass Veränderungen möglich sind. Diese Hoffnung zu wecken, kann den großen Ängsten der Betroffenen entgegenwirken, sich noch einmal eingehend mit den kränkenden und hilflos machenden traumatischen Erfahrungen auseinanderzusetzen.

Wie kann nun aber Recovery ganz konkret in die psychiatrische Pflege integriert werden? Dieser Frage gingen Richter und Kollegen (2013) nach und beschrieben Eigenschaften, die professionelle psychiatrisch Pflegende ausmachen, die recoveryorientiert arbeiten möchten. Diese Eigenschaften decken sich mit jenen, die auch in der traumasensiblen Pflege zu empfehlen sind.

Abbildung 5 **Wichtige Eigenschaften psychiatrischer Pflegefachpersonen** (nach RICHTER u.a. 2013)

Eigenschaft	Beschreibung
Professionalität	Professionalität bezieht sich auf die fachliche Kompetenz der Pflegenden. Es wird erwartet, dass sie ihr Handeln erklären und fachlich begründen und reflektieren können. Als gereifte Persönlichkeiten verfügen Psychiatriepflegende über ausreichend Lebenserfahrung und können so Vorbild sein für den Umgang mit persönlichen Problemen. Emotionale Ausgeglichenheit gehört ebenfalls zum Persönlichkeitsprofil.
Nähe vermitteln können	Bezüglich der auszustrahlenden Nähe geht es in erster Linie darum, Einfühlungsvermögen zu zeigen und sich allgemeinverständlich auszudrücken. Der Gebrauch der Fachsprache im Kontakt mit den Nutzerinnen und Nutzern baut hingegen Distanz auf.
Respektvoll und wertschätzend sein	Respekt und Wertschätzung gegenüber den Nutzenden ist eigentlich eine Selbstverständlichkeit; in diesem Zusammenhang ist es wichtig, der Entwicklung der Nutzenden ausreichend Zeit zu geben und ihre Entscheidungen zu akzeptieren.
Empowerment verkörpern	Empowerment leben heißt, die Nutzenden immer wieder neu zu ermutigen und zu motivieren. Es bedeutet aber auch, selbst Motivation zu zeigen und weiterzugeben, auch wenn immer wieder Rückschläge auftreten. Empowerment bedeutet auch, die Erfahrungen und Ressourcen der Angehörigen zu nutzen und ihre Rolle ebenfalls zu stärken.
Realismus	Es ist wichtig, die Nutzenden zu kleinen Schritten zu ermutigen und nicht mit zu hohen Erwartungen unter Druck zu setzen. Mitunter muss man schwierige Lebenssituationen akzeptieren.

Die von professionell Pflegenden erwartete Fähigkeit, ihr Handeln erläutern und ihre Interventionen fachlich verständlich erklären zu können, ist die grundlegende Basis für das bereits dargestellte Prinzip der Transparenz.
Zu der weiterhin von recoveryorientiert Pflegenden geforderten Fähigkeit, Nähe herzustellen, wurde im Kapitel »Beziehungsaufbau und -gestaltung« bereits einiges vermittelt. Im traumaspezifischen Arbeitsbereich ist hier sicherlich der Punkt der professionellen Schulterschlusshaltung mit den Betroffenen in ihrem bewusst oder unbewusst empfundenen Rechts- bzw. Unrechtsverständnis von größter Bedeutung. Das von Richter und Kollegen (2013) beschriebene Einfühlungsvermögen deckt den Bereich der parteilichen Abstinenz sehr gut ab.
Der Respekt vor den getroffenen Entscheidungen der Nutzer wird im Prinzip der Kontrolle deutlich.
Besondere Erläuterung verdient jedoch der Punkt »Realismus«. Im Recoverykonzept meint »realistisch sein«, die Nutzerinnen und Nutzer nicht durch zu hohe Veränderungserwartungen zu demotivieren und so ein Scheitern zu provozieren. In der Zusammenarbeit mit traumatisierten Patienten kann dies mitunter eine besondere Herausforderung für Pflegende sein. Es geht hierbei nicht allein um »Rückfälle« in alte, selbstschädigende Verhaltensmuster auf Symptomebene wie etwa Selbstverletzung, sozialer Rückzug oder Dissoziation. Es kann auch vorkommen, dass Pflegende akzeptieren müssen, dass Patientinnen sich entscheiden, wieder Kontakt zum Täter aufzunehmen bzw. einen solchen nicht ablehnen. In solchen Situationen muss gemeinsam und offen über die Konsequenzen auf beiden Seiten gesprochen werden, ohne dass Pflegende sich dabei in eine sanktionierende Rolle begeben oder die Patientin bedrängen, so etwas nicht zu tun (und auch sich nicht drängen lassen, ihr zuzustimmen). Pflegende können hier nur beraten und ausführlich und umfassend die mittel- und langfristigen persönlichen Konsequenzen besprechen sowie die Konsequenzen für das unmittelbare Umfeld (Familie usw.).
Es lässt sich festhalten, dass psychiatrisch Pflegende in weiten Teilen einen recoveryfördernden Ansatz verfolgen, der Schwerpunkt der Arbeit liegt dabei stets auf der Alltagsbewältigung. Traumasensible Pflege reiht sich hier ein und modifiziert entsprechend die unterschiedlichen Dimensionen der recoveryfördernden Ansätze in Richtung der Entwicklung eines veränderten Selbstbildes, einer besseren Selbstwahrnehmung und veränderter Glaubensauffassungen darüber, wie die Welt funktioniert.

Abbildung 6 Gegenüberstellung von Recovery (nach Knuf 2016, S. 14), **psychiatrischer Pflege** (nach Abderhalden u.a. 2018, S. 45) **und traumasensibler Pflege**

	Recovery-Ansatz	Psychiatrische Pflege	Traumasensible Pflege
Ziele	Ein zufriedenes und erfülltes Leben; Inklusion; Gesundung.	Bewältigung des Alltags; Erhaltung, Anpassung, Wiederherstellung physischer, psychischer und sozialer Funktionen.	Integration des Erlebten in die eigene Biografie; Entwicklung einer inneren Haltung zur eigenen Lebensgeschichte; Bewältigung des Alltags.
Perspektive	Zufriedenes Leben ist für alle Betroffenen möglich. Manchmal gelingt auch eine völlige Gesundung von der Erkrankung und deren Folgen.	Größtmögliches Maß an seelischer Gesundheit und Wohlbefinden im konkreten Alltag.	Rückkehr in ein freudvolles Leben trotz real existierender und unumkehrbarer Verletzungen in der individuellen Biografie; Normalität im Alltag.
Hilfen	Alle Hilfen, die das Wohlbefinden, die individuelle Bewältigung der Erkrankung und die Auseinandersetzung damit fördern; Peer-Support und Beziehungsarbeit haben hohe Bedeutung.	Strategien partnerschaftlich mit den Betroffenen entwickeln (Coping, Selbstpflege, Realitätsbezug, Wohlbefinden usw.).	Prinzipielle Wertschätzung der bisherigen Funktion von Symptomen; individuelle und partnerschaftlich angelegte Hilfskonzepte gemeinsam mit Betroffenen entwickeln (Arbeit mit dem Inneren Kind, Empowerment, Hochstress-Bewältigung, Emotionsregulation, usw.).
Hoffnung	Wird als Voraussetzung und wichtiger Entwicklungsschritt für Recovery verstanden; ihre Förderung ist Auftrag für die professionelle Arbeit.	Hoffnung ist ein Konzept psychiatrischer Pflege, das zeigt sich z. B. durch die Pflegeintervention »Hoffnung vermitteln« (NIC) oder die Pflegediagnose »Hoffnungslosigkeit«.	Hoffnung als zentrales Gegenkonzept zur drohenden Verbitterung; Pflegende fördern Hoffnung durch Instrumente wie Psychoedukation, Trauerbegleitung usw.

	Recovery-Ansatz	Psychiatrische Pflege	Traumasensible Pflege
Selbsthilfe	Selbsthilfe ist zentral für den Recovery-Prozess, ohne Selbsthilfe ist Recovery nicht möglich; Selbsthilfeförderung ist selbstverständliches Element jedes Behandlungsangebotes.	Selbstpflege (nicht nur im Sinne von Orem) nimmt eine zentrale Stellung ein.	Pflegende fördern Selbstbewusstsein durch Arbeit an alten Glaubensmustern, an Methoden zum Symptommanagement; Betroffene entwickeln auf dieser Basis selbst hilfreiche Strategien.
Selbstverantwortung	Die Übernahme von Selbstverantwortung ist ein wichtiger Entwicklungsschritt für Betroffene; ihre Förderung ist Auftrag für die professionelle Arbeit; Selbstverantwortung bedeutet auch, den eigenen Anteil an der Aufrechterhaltung der Erkrankung anzuerkennen.	Selbstverantwortung wird gefördert, Patientinnen und Patienten werden in den Pflegeprozess mit einbezogen und motiviert, Selbstverantwortung für den Einsatz ihrer Ressourcen zu übernehmen.	Pflegende fördern Selbststeuerung und Selbstbestimmung (Prinzipien: Individualität, Transparenz und Kontrolle); Erarbeitung alltäglicher, erfüllbarer Verantwortlichkeiten, um Erfolgserlebnisse zu ermöglichen.

Andreas Knuf (2016): Empowerment und Recovery. 5., erweiterte Aufl. Köln: Psychiatrie Verlag.

Georg Kremer, Michael Schulz, M. (2016): Basiswissen: Motivierende Gesprächsführung in der Psychiatrie. 3. Aufl. Köln: Psychiatrie Verlag.

Recoveryorientierung ist in der Arbeit mit traumatisierten Menschen hochgradig relevant (Reichel 2014), denn Hoffnung ist als zentrales Leitmotiv für die Schaffung eines neuen Selbstbildes und Selbstbewusstseins Voraussetzung. Empowerment und Selbstverantwortung spielen bei dieser Hoffnungsarbeit eine wichtige Rolle: Überhöhte Erwartungen wie beispielsweise der Wunsch, sich der Vergangenheit einfach zu entledigen, können korrigiert und einer Verbitterung vorgebeugt werden. Eine realistische Sichtweise der Erkrankung fördert Hoffnung, indem sie eine mittel- oder langfristige Besserung in Aussicht stellt, soweit erreichbare Strukturveränderungen im Alltag der Betroffenen gemeinsam erarbeitet und umgesetzt werden können.

Im folgenden Kapitel, das sich mit dem Pflegeprozess traumasensibler psychiatrischer Pflege beschäftigt, kann der Recoverybezug noch einmal praktisch nachvollzogen werden.

Prozess traumasensibler psychiatrischer Pflege

Professionelle psychiatrische Pflege folgt einer erkennbaren Systematik und gründet sich auf entsprechende Pflegetheorien, dabei nutzt sie aktuelles Fachwissen zur permanenten Reflexion (Abderhalden 2018b). Ihr primäres Arbeitsfeld ist die Bewältigung des Alltags durch die Erhaltung, Anpassung und Wiederherstellung essenzieller menschlicher Funktionen im physischen, psychischen sowie sozialen Bereich. Besondere Beachtung verdient aus dem Blickwinkel der traumasensiblen psychiatrischen Pflege der Umgang mit existenziellen Erfahrungen.
Der hier beschriebene und für den traumasensiblen Arbeitsbereich exemplarisch dargestellte Pflegeprozess orientiert sich am Sechs-Phasen-Modell nach Fiechter und Meier (1998), dem im deutschsprachigen Raum gängigen Pflegeprozessmodell (siehe Abbildung 7).

Abbildung 7 **Das Pflegeprozessmodell von Fiechter und Meier** (1998, S. 19)

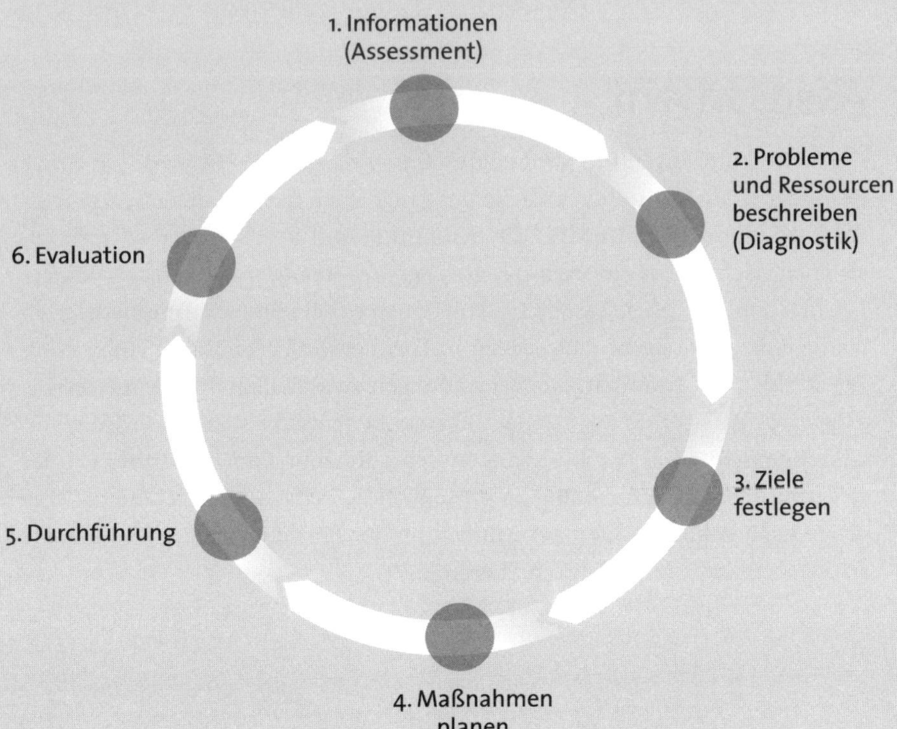

Die sechs Phasen des Pflegeprozesses verlaufen, wie in der Abbildung 7 dargestellt, zirkulär, die Reihenfolge kann jedoch durchaus variieren. Die prozesshafte Herangehensweise an die Problematik der Patienten deckt sich mit vergleichbaren Vorgehensweisen weiterer an der Behandlung beteiligter Fachdisziplinen, etwa dem Casemanagement in der Sozialen Arbeit. Insofern kann der dargestellte Pflegeprozess auch als Teil eines übergeordneten interdisziplinären Behandlungsprozesses verstanden werden (Abderhalden 2018b).
Pflegende beurteilen die Patienten mit ihrer individuellen Situation vor dem Hintergrund ihres fachspezifischen Auftrages der Alltagsbewältigung. Eine adäquate Diagnostik und Behandlungsplanung erfolgt ausschließlich durch die Zusammenarbeit mit den komplementär arbeitenden Berufsgruppen. Es empfiehlt sich hierbei, nach der Festlegung, wie das multiprofessionelle Behandlungsteam den Patienten begleiten will, eine genaue Absprache zu treffen, wie der individuelle Beitrag jeder einzelner Berufsgruppen aussehen soll.
Dazu dienen unter anderem interprofessionelle Fallbesprechungen. Dies ist auch der Ort, wo die einzelne Schritte des Pflegeprozesses, insbesondere das Assessment, die Pflegediagnostik sowie die Zielsetzung regelmäßig und systematisch besprochen und zwischen den Berufsgruppen abgestimmt werden sollten. So kann zum einen eine bestmöglich auf individuelle Gegebenheiten maßgeschneiderte Therapie erfolgen, zum anderen können die Leistungen auch stringent und schlüssig bei den Kostenträgern dargestellt und letztendlich auch abgerechnet werden.

Assessment

Die Sammlung von Informationen durch traumasensibel Pflegende hat einige Besonderheiten. So sollten anstelle der Frage nach der aktuellen Symptomatik (»Was führt Sie zu uns?«) die Symptome und Beschwerden sowohl vor als auch nach einer schweren psychischen Traumatisierung erfragt werden. Die belastenden Lebensereignisse, von denen es bei komplex Traumatisierten häufig eine ganze Reihe gibt, sollten in Form einer Art Landkarte oder eines Zeitstrahls erfasst werden, um Verbindungen zu aktuellen Symptomen sowie Triggerreizen sichtbar zu machen. Ebenso bedeutsam ist die Erhebung von Glücksmomenten in der Biografie, um eine Ressourcenorientierung bei der späteren Maßnahmenplanung zu ermöglichen. Letztendlich benötigen Pflegende auch Informationen zur Motivation der Betroffenen, sich in Therapie zu begeben sowie zur aktuellen Stabilität.

Traumabezogene Pflegeanamnesen sind anspruchsvoll, da die Informationserfassung durch zwei Problemfelder erschwert werden kann. So gibt es aufseiten der Betroffenen häufig Schuld- und Schamgefühle, die das Gespräch behindern. Insbesondere rituell missbrauchte Menschen haben darüber hinaus regelrechte Schweigegebote verinnerlicht. Zur Leitsymptomatik vieler Traumatisierter gehört ferner die (unbewusste) Strategie der Vermeidung, die sich sehr häufig auch im Nicht-Ansprechen des Traumas gegenüber Dritten äußert. Hinzu kommen die Besonderheiten traumatischer Erinnerungen wie beispielsweise Dissoziation oder Amnesien, die eine lückenlose Berichterstattung über das Geschehene erschweren. Betroffene haben dann oftmals das Gefühl, verrückt oder schizophren zu sein, was die Zurückhaltung in der Kommunikation noch weiter verstärkt.

Das zweite Problemfeld liegt im diagnostischen Vorgehen selbst: Die Symptomatik komplex Traumatisierter stellt sich sehr variabel dar und überlappt möglicherweise mit Symptomen weiterer, parallel vorliegender Störungsbilder. Nicht zuletzt kann eine Anamnese auch durch mangelnde Sachkenntnis der durchführenden Pflegefachkraft erschwert werden.

Das Gespräch eines vollständigen Assessments kann unter Umständen sehr lange dauern, gegebenenfalls muss es auch durch Pausen unterbrochen und auf mehrere Termine verteilt werden. Diese Mühe lohnt sich, denn das ausführliche Assessment dient dem Aufbau einer vom Patienten als hilfreich erlebten Beziehung. Es empfiehlt sich, mit ihm gleich zu Beginn ein »Stopp-Zeichen« zu vereinbaren (siehe das Kapitel zur Milieugestaltung, dort den Aspekt der Kontrolle), um Überlastungssituationen zu vermeiden und gleich zu Beginn die Erfahrung der Selbstbestimmung zu ermöglichen.

Sauter (2018a) betont, dass mit der traumaspezifischen Pflegeanamnese auch eine Chance besteht, die psychosozialen Muster des Betroffenen zu erfassen, insbesondere seine Art, Beziehungen aufzunehmen und zu erhalten – eine wichtige Informationsbasis für die aktive Gestaltung der professionellen Pflegebeziehung. Weiter werden das Selbstbild der Patienten, die inneren Kontrollüberzeugungen sowie Selbstwerterleben und Körperbild für die Pflege in den ersten Gesprächen oft schon sichtbar – möglicherweise können diese Aspekte aber auch erst später durch Alltagsbeobachtungen erfasst werden.

Wenn Patienten sehr konkret und explizit extreme Missbrauchserfahrungen schildern und vielleicht die Idee aufkommt, dies könne doch alles nicht wahr sein, so ist daran zu erinnern, dass dies erst mal eine natürlich Abwehrreaktion ist, weil man einfach nicht glauben mag, dass Menschen sich so verhalten. Man sollte aber in Betracht ziehen, dass das Geschilderte durchaus wahr sein kann.

Unabhängig davon empfiehlt es sich, zunächst alles, was berichtet wird, als erlebte Realität anzunehmen, denn auch eine unbewusste oder bewusste Manipulation der Realität seitens der Betroffenen hätte ihre inhaltlichen Gründe, die es anzuerkennen und im weiteren Verlauf zu behandeln gilt.

Diagnostik

Zur Beschreibung bestehender Gesundheitsprobleme und entsprechender Ressourcen werden passende Pflegediagnosen in Absprache mit den Patienten und den beteiligten interdisziplinären Mitgliedern des Behandlungsteams gestellt. Ziel der Pflegediagnostik ist die möglichst genaue Erhebung des individuellen Pflegebedarfs der betreffenden Person.

Für diesen Schritt des Pflegeprozesses werden häufig standardisierte Terminologien verwendet, um die vorhandenen oder potenziellen Probleme in eine gemeinsame fachliche Sprache zu übersetzen. So beschreibt die Praxisorientierte Pflegediagnostik (POP, Stefan u. a. 2013) zwei direkt traumabezogene Pflegediagnosen: zum einen die »Posttraumatische Reaktion, Risiko« mit der Code-Nummer 80281 sowie die »Posttraumatische Reaktion« mit der Code-Nummer 80282. Beide Pflegediagnosen zielen auf die Versorgung von Menschen ab, die durch belastende bzw. traumatische Ereignisse und die daraus resultierenden Verhaltensweisen in ihrer Alltagsbewältigung beeinträchtigt sind.

Die Autoren weisen ausdrücklich darauf hin, dass ein Trauma eine Diskrepanz zwischen den bedrohlichen Faktoren einer Situation und den hierfür zur Verfügung stehenden individuellen Bewältigungsmöglichkeiten darstellt. Die dabei auftretenden Emotionen von Hilflosigkeit und schutzloser Preisgabe verändern dauerhaft das Selbstverständnis und führen zu einer emotionalen Verletzung. Dies wird als Begründung dafür herangezogen, dass die genannten traumaspezifischen Pflegediagnosen weitere bzw. mehrere Pflegephänomene beinhalten, die ebenfalls diagnostiziert werden können und sollten. Zu nennen wären hier beispielsweise Angst, sozialer Rückzug, Schmerzen, Aggressionen. Für die Anwendung traumaspezifischer Pflegediagnosen ist daher eine psychiatrische Abklärung Voraussetzung.

Auch Sauter (2018a) meint, dass die alleinige Anwendung von speziell traumabezogenen Pflegediagnosen nur dann sinnvoll ist, wenn die psychische Stabilisierung sowie das Management traumabedingter Symptome (z. B. Übererregung, Dissoziation) Hauptaufgabenfeld der Pflege sein soll. Entsprechend werden in der POP weitere, oftmals vorrangige Pflegethemen empfohlen (siehe Abbildung 8).

Abbildung 8 **POP-Pflegediagnosen bei traumatisierten Patienten** (STEFAN u. a. 2013)

Diagnose-code	Pflegediagnosetitel	Definition
80162	Machtlosigkeit	Ein Pflegephänomen, bei dem ein Mensch das Gefühl hat, keinen Einfluss auf die Gestaltung und Kontrolle von Beziehungen und Situationen zu haben.
80163	Macht, Entwicklung der Ressourcen	Ein Pflegephänomen, bei dem ein Mensch sein Umsetzungsvermögen und seine Kontrollmöglichkeiten stärken und / oder erweitern möchte, um Beziehungen und Situationen aktiv zu gestalten.
80172	Hoffnungslosigkeit	Ein Pflegephänomen, bei dem ein Mensch mangelnde Zuversicht und mangelndes Vertrauen in die Zukunft hat.
80173	Hoffnung, Entwicklung der Ressourcen	Ein Pflegephänomen, bei dem ein Mensch die Möglichkeiten für Zuversicht und Vertrauen in die Zukunft stärken und / oder erweitern möchte.
80012	Coping des Betroffenen, beeinträchtigt	Ein Pflegephänomen, bei dem ein Mensch beeinträchtigt ist, in belastenden Lebenssituationen wirksame Bewältigungsstrategien zu entwickeln und umzusetzen.
80013	Coping des Betroffenen, Entwicklung der Ressourcen	Ein Pflegephänomen, bei dem ein Mensch seine Möglichkeiten, in belastenden Lebenssituationen wirksame Bewältigungsstrategien zu entwickeln und umzusetzen, stärken und / oder erweitern möchte.
60021	Soziale Interaktion, beeinträchtigt, Risiko	Ein Pflegephänomen, bei dem ein Mensch das Risiko hat, in unzufriedenstellender und nicht entsprechender Art und Weise an sozialen Kontakten beteiligt zu sein.

Diagnose-code	Pflegediagnosetitel	Definition
60022	Soziale Interaktion, beeinträchtigt	Ein Pflegephänomen, bei dem ein Mensch in unzufriedenstellender und nicht entsprechender Art und Weise an sozialen Kontakten beteiligt ist.
60101	Selbstschädigung, Risiko	Ein Pflegephänomen, bei dem das Risiko besteht, dass sich ein Mensch ohne Suizidabsichten Schaden zufügt, um damit Spannung abzubauen, sich selbst wahrzunehmen und / oder Druck auf andere auszuüben.
60102	Selbstschädigung	Ein Pflegephänomen, bei dem sich ein Mensch ohne Suizidabsichten Schaden zufügt, um damit Spannung abzubauen, sich selbst wahrzunehmen und / oder Druck auf andere auszuüben.
80112	Selbstwertschätzung, gering	Ein Pflegephänomen, bei dem ein Mensch eine negative Selbstbewertung und / oder negative Gefühle in Bezug auf die eigene Person und / oder die eigenen Fähigkeiten erlebt.
80113	Selbstwertschätzung, Entwicklung der Ressourcen	Ein Pflegephänomen, bei dem ein Mensch seine Möglichkeiten für eine positive Selbstbewertung und / oder positiver Gefühle in Bezug auf die eigene Person und / oder die eigenen Fähigkeiten stärken und / oder erweitern möchte.
80293	Sicherheitsgefühl, Entwicklung der Ressourcen	Ein Pflegephänomen, bei dem ein Mensch seine Möglichkeiten, das Gefühl der Geborgenheit und der Beeinflussbarkeit der Situation zu empfinden, stärken und / oder erweitern möchte.
80102	Körperbild, beeinträchtigt	Ein Pflegephänomen, bei dem ein Mensch den eigenen Körper bezüglich Erscheinung, Struktur oder Funktion in einer Form wahrnimmt, die ihn in seiner Alltagsgestaltung beeinträchtigt.
80103	Körperbild, Entwicklung der Ressourcen	Ein Pflegephänomen, bei dem ein Mensch die positive Wahrnehmung des eigenen Körpers bezüglich Erscheinung, Struktur oder Funktion stärken und / oder erweitern möchte.

Die in dieser Übersicht genannten Themen sind dem Wirkungsfeld psychiatrischer Pflege, der Bewältigung des Alltags, meist sehr viel näher als medizinische Diagnosen. Zudem können sie von den Betroffenen auch sehr viel konkreter und sicherer als Problemfelder des Alltags benannt werden. Sie stehen in engem Zusammenhang mit den typischen Symptomen bzw. komorbiden Erkrankungen chronischer Traumafolgestörungen.
Die Auswahl dieser Pflegediagnosen spiegelt neben der Anwendbarkeit in der traumasensiblen Pflege und der entsprechend häufigen Nutzung in der Praxis auch die Akzeptanz sowohl bei Betroffenen als auch im interdisziplinären Team wider. Sie beruht auf der praktischen Erfahrung der Autorin und erhebt keinen Anspruch auf Vollständigkeit. Da die Pflegediagnostik ohnehin stets individuell und gemeinsam mit den Betroffenen erfolgt, können auch Pflegethemen aus völlig anderen Lebensbereichen bzw. Domänen identifiziert und bearbeitet werden.

Ziele und Kriterien der Evaluation festlegen

Klare Zielsetzungen werden in psychiatrischen Settings mit den Patienten sowie mit allen anderen an der Therapie beteiligten Personen ausgehandelt, z. B. Angehörige und Therapeuten. Diese Ziele sind so konkret wie möglich zu formulieren (Ciompi 1982). Ideale Zielsetzungen sind realistisch und erreichbar und ermöglichen damit den Pflegenden, Patienten gegenüber eine positive Erwartungshaltung einzunehmen, was sich in der Pflegebeziehung sehr motivierend auswirkt.
Die Praxisorientierte Pflegediagnostik (POP) folgt der Empfehlung von Kistner (2002), zunächst übergeordnete Ziele zu bestimmen, die als Wegweiser die grobe Richtung der gemeinsamen Anstrengungen im Veränderungsprozess anzeigen können. Entsprechend sind jeder Pflegediagnose POP-Ziele mit unterschiedlichen Schwerpunkten zugeordnet, die gemeinsam mit den Patienten ausgewählt werden. Das sind z. B. der körperlich-funktionelle Bereich, der psychische oder der soziale. Ein übergeordnetes Ziel ist jedoch stets vorformuliert wie das nächste Beispiel zeigt.

Beispiel Frau Kampmeier leidet seit vielen Jahren unter sehr belastenden Albträumen, die ihr nicht nur die Nachtruhe nehmen und so zu immer stärker werdender allgemeiner Erschöpfung beitragen, diese Albträume haben auch dazu geführt, dass sie meist unbewusst versucht, das Zubettgehen zu vermeiden bzw. hinauszuzögern. Wenn sie dennoch durch die Albträume aufschreckt und nahtlos in Flashbacks der traumatischen Situation abgleitet, kann sie diese Situation selbst nur schwer kontrollieren und sich auch keine Hilfe holen. Oft wird sie dann von ihrem Ehemann oder den Kindern aufgefunden, mit angezogenen Knien im Schrank sitzend oder zusammengekrümmt unter dem Esstisch kauernd. Sie hat in diesen Situationen Todesängste, obwohl sie weiß, dass die Bedrohung nicht real sein kann. Sie hat bislang keinerlei Kontroll- oder Beeinflussungsmöglichkeiten für die Situation entwickeln können.

Im Gespräch mit ihrer Bezugspflegekraft hat sie bereits einige Punkte für eine Pflegeplanung besprochen. Der ihr im Moment persönlich wichtigste Punkt ist der Wunsch, mehr Sicherheit bzw. Geborgenheit in der eigenen Häuslichkeit zu empfinden. Sie möchte Situationen, denen gegenüber sie sich bisher als ohnmächtig erlebt, in Zukunft mit dem Vertrauen begegnen, sie aktiv und selbstständig beeinflussen zu können. Das erste Alltagsfeld, in dem dies geübt werden soll, ist die Schlafhygiene. Ihre Bezugspflegekraft formuliert zunächst, in Abstimmung mit ihr, die Pflegediagnose »Sicherheitsgefühl, Entwicklung der Ressourcen« nach POP (siehe Abbildung 8). Das übergeordnete Ziel »Verfügt über die Kompetenz, das Gefühl der Geborgenheit und der Beeinflussbarkeit der Situation zu stärken und/oder zu erweitern« (Stefan u. a. 2013, S. 758) wird ihr zunächst erläutert, dann wird es in die Pflegeplanung aufgenommen. Im Alltag wird Frau Kampmeier mit ihrer Bezugspflegekraft jedoch an kleinschrittigeren Zielen arbeiten, die sie gemeinsam anhand der Ressourcenanalyse ausgewählt haben. Da Frau Kampmeier ihr Problem recht gut verbalisieren kann, wird das Pflegeziel »Spricht über Gefühle« ausgewählt. Es wird spezifiziert, wann und mit wem sie über ihre Gefühle sprechen sollte. Dieses Ziel betrifft den funktionellen Bereich.

Frau Kampmeier verfügt über eine große eigene Erfahrungsbasis mit dem belastenden Phänomen, sodass das Pflegeziel »Äußert Vertrauen in die eigenen Fähigkeiten« anvisiert wird. Dieses Ziel betrifft den psychischen Bereich.

Da Frau Kampmeier trotz der krankheitsbedingten Belastungen über eine intakte Familie verfügt, wird das Pflegeziel »Erhält Unterstützung bzw. Anerkennung durch das soziale Umfeld/die Bezugsperson« formuliert. Dieses Ziel betrifft den sozialen Bereich.

An der Auswahl der passenden Pflegemaßnahmen wird Frau Kampmeier beteiligt. Dabei spielen beispielsweise geplante Gespräche über bestimmte und häufig wiederkehrende Emotionsschleifen eine Rolle, aber auch die Beratung der Angehörigen auf diesem Feld. Weiterhin werden mögliche Maßnahmen zur

Förderung des Sicherheitsgefühls ausgewählt, etwa angeleitete Selbstinstruktionen zur Reorientierung, Übungen zur gezielten emotionalen Versorgung und Selbsttröstung im Rahmen von Innerer-Kind-Arbeit, Reduktion allgemeiner Anspannung durch Entspannungstraining und weitere, individuelle Ansätze, die Frau Kampmeier im Verlauf des Pflegeprozesses selbst mit einbringt. So wünscht sie sich beispielsweise ganz konkret, mit ihrer Bezugspflegekraft ein sogenanntes »Sorgenfresserchen« zu nähen, eine kleine Puppe mit Reißverschluss, der sie vor dem Zubettgehen ihre Sorgen symbolisch überlassen kann.

Interventionsplanung und praktische Durchführung

Wenn die Zielformulierung abgeschlossen ist, erfolgt die Planung geeigneter Maßnahmen. »Geeignet« bedeutet in diesem Zusammenhang, dass die Maßnahmen aus wissenschaftlicher Sicht wirksam sind und von dem Patienten selbst mit ausgewählt oder vorgeschlagen werden. Dazu muss die Pflegefachperson den Patienten so gut über die verschiedenen Optionen informieren, dass dieser eine informierte Entscheidung treffen kann.
Für die traumasensible psychiatrische Pflege wird stets die Entwicklung einer tragfähigen, für die Patienten als Ressource erlebbaren Beziehung die erste Maßnahme sein. Diese Beziehung muss hohen Ansprüchen genügen: Sie erfordert ein umfassendes Fachwissen aufseiten der Pflegenden, die die zu erwartenden beziehungsspezifischen Verhaltensweisen von Betroffenen interpersoneller Gewalt kennen und einordnen müssen. Manipulation, selbstverletzendes Verhalten, Idealisierung und Entwertung des Gegenübers, mangelhafte Grenzsetzung innerhalb des persönlichen Bereiches – all diese in der Vergangenheit erlernten Beziehungsschemata müssen zunächst erkannt, in ihrer individuellen Ausprägung erfasst und dann in einer entstehenden Beziehung bearbeitet werden. Sauter (2018a) hebt die professionelle Pflegebeziehung im Traumatherapiebereich ganz explizit als sichtiges Lern- und Übungsfeld für die Patienten hervor.

Eine tragfähige Arbeitsbeziehung ist die Voraussetzung für die Planung und Durchführung aller weiteren Interventionen.

Weitere geeignete Pflegemaßnahmen sind vom jeweils vorliegenden individuellen Einzelfall abhängig und hängen von der zuvor gestellten Pflegediagnose ab.

Deshalb können an dieser Stelle keine allgemeingültigen Maßnahmen vorformuliert werden, auch wenn es Interventionsbereiche gibt, die für traumatisierte Patienten generell sinnvoll sind. Dabei geht es vor allem um jene Maßnahmen, die der Stärkung der Aspekte Individualität, Transparenz und Kontrolle dienen und die bereits im Kapitel »Milieugestaltung« vorgestellt wurden. Dazu gehören die aktive Schaffung von Entscheidungsräumen und die Unterstützung individueller Autonomiebestrebungen. Ferner bieten sich Maßnahmen an, die Schutz und Sicherheit vermitteln und möglichen Retraumatisierungen während der Therapie vorbeugen.

Krisenintervention im Rahmen der Pflegeplanung

Erhöhte Aufmerksamkeit verlangen Krisensituationen. Auch die vorübergehende Behandlung auf einer geschlossenen Station birgt, aufgrund des damit einhergehenden Verlustes eigener Kontrollmöglichkeiten und der entsprechenden Überschneidung mit früheren traumatischen Situationen, ein erhöhtes Risiko für Retraumatisierungen. Innerhalb der klinischen Fachbereiche der Akutpsychiatrie und der traumazentrierten Psychotherapie sind daher enge Absprachen zwischen den jeweiligen Behandlungsteams vonnöten, um für traumatisierte Menschen ein präventives Krisenmanagement vorhalten zu können. Da insbesondere eine aufdeckende Traumatherapie mit einer gewissen erhöhten Wahrscheinlichkeit vorübergehende Krisen bzw. Erschütterungen der individuellen Stabilität mit sich bringen kann, ist eine Thematisierung dieser Tatsache mit den Patienten zu Beginn des Pflegeprozesses sinnvoll. So können direkt Vorkehrungen dafür getroffen werden, dass in einer Situation, in der Patienten ihr Verhalten möglicherweise nicht mehr autonom steuern können, bereits vorbesprochene Regeln eingehalten werden.

Dies gilt für alle Beteiligten und für alle Settings. Stimmen beispielsweise Patienten unter gewissen Bedingungen einer Verlegung auf eine geschlossene Stationen zu und akzeptieren die dort vorherrschenden, vor allem auf Sicherheit und Risikominimierung zielenden Regeln, sichern die Mitarbeiter der behandelnden Station den Patienten zu, ausschließlich unter den zuvor festgelegten Bedingungen eine Verlegung durchzuführen. Mögliche Verlegungsgründe können hier im Allgemeinen erläutert werden, damit den Patienten die Vorgänge innerhalb therapeutischer Institutionen transparent werden.

Sind Verlegungen auf geschlossene Stationen Teil der Krisenvereinbarung, sollten auch Absprachen zum beiderseitigen Verhalten in Krisen getroffen werden. Hierbei geht es meistens um regelmäßige kurzfristige Sichtkontrollen über einen zuvor gemeinsam abgestimmten Zeitraum hinweg, die Anleitung von Selbstberuhigungstechniken, besondere Regeln zu selbstschädigendem Verhalten usw.

Wichtig ist im Rahmen von notwendigen krisenhaften Verlegungen stets auch eine genaue und verlässliche Information darüber, wann eine Visite des behandelnden Therapeuten auf der Akutstation erfolgt und wann mithin eine Rückverlegung möglich ist. Die Erfahrung zeigt, dass vierundzwanzig Stunden bzw. eine Nacht meistens ausreichend sind. Deshalb sollte es im stationären Setting vermieden werden, sämtliche Habe der Patienten gleich »mitzuverlegen«, da dies einen Beziehungsabbruch indirekt suggeriert.

Haben Patienten die Erfahrung gemacht, dass ein kurzfristiger Aufenthalt auf einer geschlossenen Station tatsächlich Schlimmeres verhindern konnte und dass sie verlässlich am nächsten Tag wieder zurückverlegt werden, können sie diese Form der Unterstützung deutlich besser annehmen und fordern sie teilweise sogar selbst ein.

Hilfreich bei kurzfristigen Verlegungen auf Akutstationen ist ferner, wenn die Mitarbeiter der Akutstation bestimmte Grundregeln im Umgang mit traumatisierten Patienten kennen bzw. individuellen Verhaltensempfehlungen durch die übergebenden Bezugspflegekräfte folgen. Es kann beispielsweise sehr hilfreich sein, wenn diese Mitarbeiter über dieselben Hochstress-Skills und Materialien verfügen wie die vorbehandelnde Station, z. B. Coolpack und andere Materialien zum Ablenken oder zur Anregung der Sinne.

Das lange Zeit übliche Mittel der »Reizabschirmung« für Patienten in Erregungszuständen gilt in der modernen psychiatrischen Pflege als überkommen (Scheydt & Needham 2014). Die Erfahrungen zeigen, dass es deutlich effektiver ist, neben den klassischen beruhigenden und Halt gebenden Beziehungsangeboten auf verhaltenstherapeutische Interventionen zu setzen und Musik, Bewegung und orientierungsgebende Reize der Sinnesorgane anzubieten. Glücklicherweise umfasst die Ausstattung vieler psychiatrischer Akutstationen heute bereits Crosstrainer, Ergometer und Ähnliches, das, insbesondere wenn die Möglichkeit zur Bewegung im Freien fehlt, zur Stressregulation genutzt werden kann. Auch stressbedingte Selbstschädigungsimpulse lassen sich durch physische Reize und Aktivitäten kurzfristig effektiv mildern (Bohus & Wolf-Arehult 2013), weshalb die zunehmende Ausstattung psychiatrischer Kliniken mit Wassertretstellen, Aromagärten, Barfußpfaden oder Fitnessgeräten nur begrüßt werden kann.

Im Rahmen der Traumaexpositionstherapie werden solche Kriseninterventionen alleine allerdings nicht reichen, was noch eingehend im Kapitel »Traumabearbeitung« behandelt wird. Hier soll stattdessen noch ein weiteres stationäres Problemfeld angesprochen werden, das zuweilen auf gemischtgeschlechtlichen und nicht spezialisierten Stationen entsteht, weil hier ganz unterschiedliche Patienten mit ganz unterschiedlichen Ansätzen behandelt werden und entsprechend verschiedene Verhaltenshinweise bekommen. Das nächste Praxisbeispiel zeigt mögliche Konfliktfelder auf.

Beispiel Herr Mahler sitzt rauchend im Außenbereich auf der Stationsterrasse und trinkt mit Mitpatienten einen Kaffee. Man tauscht sich über dies und jenes aus und es kommt auch zur Sprache, warum jeder Einzelne denn hier auf der Station ist. Frau Steinert, die ohnehin durch die Belegung der Station mit Männern und Frauen sehr angespannt ist, weil ihr für die aktuell sehr belastenden Traumakonfrontationen der Schutzraum fehlt, sitzt ebenfalls in der Gruppe dabei und überlegt, ob sie die Situation lieber verlassen sollte, weil ihr sowohl Herr Mahler als Person als auch die Tatsache, dass er raucht, sehr unangenehm sind. Sie bemerkt, dass durch den Zigarettenqualm und die Art und Weise, wie Herr Mahler sich verhält, belastende Erlebnisse und Gedanken getriggert werden. Sie schafft es jedoch nicht, zur Terrassentür und danach zu ihrem Zimmer zu gehen, weil Herr Mahler mit seinem Stuhl direkt in der Tür sitzt und sie sich nicht traut, ihn zu bitten, zur Seite zu rücken. Sie verharrt in der Situation und versucht, in einer erwachsenen und orientierten Verfassung zu bleiben. Da sie im Moment nichts dabeihat, was ihr dabei helfen könnte, gelingt ihr dies nicht sehr gut.

Herr Mahler berichtet unterdessen einer anderen Mitpatientin davon, wie gut ihm die Therapie hier tue und dass seine Depression langsam abklinge. Er wolle nun viel verändern. Jetzt, wo er keinen Alkohol mehr trinke, wolle er sich wieder mehr um seine Familie kümmern – besonders seine Partnerin habe sehr unter seinem Verhalten gelitten, was ihm sehr leidtue. Es gehe ihm nahe, berichtet er, wenn er bedenke, was er in dieser Beziehung alles schon zerstört habe. Er kämpft mit den Tränen, als er ausführt, gegenüber seiner Partnerin auch schon einmal gewalttätig geworden zu sein. Das Reden über all dies tue ihm nun aber gut, sagt er, fasst sich wieder und fügt noch an, sein Therapeut habe ihm geraten, nicht immer alles mit sich allein auszumachen, sondern mehr mit anderen Menschen über seine Probleme zu sprechen.

Frau Steinert sitzt mittlerweile regungslos auf ihrem Platz und kann sich aus eigener Kraft gar nicht mehr bewegen. Von außen sieht es aus, als blicke sie starr

in eine Richtung, aus der etwas Bedrohliches auf sie zukomme. Da die anderen Mitpatienten am Tisch sie durch Ansprache gar nicht erreichen können, rufen sie eine Mitarbeiterin des Pflegedienstes zu Hilfe.
Dieser berichtet Frau Steinert später, dass sie sich trotz der anflutenden Dissoziation nicht habe aus der Situation befreien können. Sie bedaure sehr, in Zukunft die Gemeinschaftsräume und -plätze im Anschluss an die Traumakonfrontationen nicht mehr nutzen zu können, da es einfach zu häufig vorkomme, dass sie das Verhalten von Mitpatienten belaste.

Diese für traumatisierte Patienten problematische Situation auf gemischten Stationen ist bereits seit Jahren bekannt und beschrieben (Sachsse & Faure 2006; Sachsse 2007) und deshalb kaum noch vorzufinden. Insbesondere das Risiko sexueller Belästigung in der Patientengemeinschaft muss schlichtweg gänzlich ausgeschlossen werden. Es sind deshalb Schutzräume mit und für die Patienten einzurichten, Einzelzimmer mit der Möglichkeit, sich einzuschließen, sollten für Traumapatienten zum Standard werden.
Auch das Reden über die eigene Therapie bzw. Lebensgeschichte ist zu reglementieren. Zwar wird der konstruktive Austausch der Betroffenen untereinander empfohlen (Sauter 2018a), vorzugsweise aber im Stile von angeleiteten Selbsthilfegruppen oder moderierten Internetangeboten. Spontane Gespräche über aktuell stark im Vordergrund stehende Symptombildungen können jedoch zuweilen unzuträglich für einzelne Patienten sein. Sachsse (2004) weist darauf hin, dass ein solcher Austausch leicht in Richtung einer »Olympiade des Leidens« abgleiten kann, nach dem Motto: Mir geht es am schlechtesten, ich bin am schwersten traumatisiert, ich war am häufigsten von allen suizidal usw. Wenn innerhalb solcher Gruppen die überwiegende Mehrheit ähnliche Lebensgeschichten, Probleme und Symptome aufweist, werden einzelne Personen die Gruppe vermutlich nicht beeindrucken oder schockieren können. Dennoch ist es empfehlenswert, mit den Patienten im Rahmen der Pflegeplanung über den hilfreichen Austausch untereinander zu sprechen und auf mögliche Chancen und Risiken hinzuweisen. Besonders günstig ist es, Patienten zu motivieren, von positiven Lebenserfahrungen zu sprechen, denn so können Patienten sich gegenseitig dabei unterstützen, in Zukunft mehr solcher Erfahrungen zu machen.

Evaluation

Ob Patienten positive Erfahrungen machen und von der Behandlung profitieren, ist regelmäßig zu evaluieren. Ohne regelmäßige Kontrollen pflegerischer Maßnahmen auf ihre Effektivität kann der Pflegeprozess nicht gelingen. Während einer aufdeckenden Traumatherapie entstehen fortwährend neue Pflegesituationen, die Bedürfnisse der Patienten ändern sich. Die Wirksamkeit der geplanten Interventionen kann entsprechend differieren und muss daher gegebenenfalls angepasst werden.

Es kann dabei zwischen einer laufenden Überprüfung der Interventionen und einer Überprüfung ihrer Wirksamkeit unterschieden werden (Abderhalden 2018b). Erstere umfasst zunächst die Protokollierung der Durchführung geplanter Maßnahmen. In der Evaluation werden die Patienten dann konkret gefragt, wie sie die Maßnahmen erlebt haben, wie sie selbst eingebunden wurden und ob sie für die Zukunft einen Änderungsbedarf sehen.

Hingegen kann die Überprüfung der Wirksamkeit der Interventionen nur stattfinden, wenn die Ziele zuvor so eindeutig und klar wie möglich formuliert wurden. Wieder sind dabei beide Perspektiven auszuwerten: Wie bewertet die Patientin die Zielerreichung, wie die Pflegekraft? Für diese Art der Evaluation sollte genügend Zeit eingeplant werden, was sich am besten innerhalb eines extra hierfür vereinbarten Bezugspflegegespräches realisieren lässt. Dabei sollte ein Protokoll geführt werden, um später die gegebenenfalls erforderlichen Anpassungen vornehmen zu können. Es sind hierzu standardisierte Instrumente, wie beispielsweise die Goal Attainment Scale (GAS, siehe Kiresuk u.a. 1982) und weitere, verfügbar. Ihre Verwendung ist jedoch optional und kann auch durch eigene, abgestufte Skalen der Zielerreichung ergänzt werden.

Säulen traumasensibler psychiatrischer Pflege

Traumasensible Pflege greift auf verschiedene Elemente therapeutischer Konzepte zurück, die sich besonders in der Alltagsbegleitung von Patientinnen und Patienten bewährt haben. Besonders geeignet sind für traumatisierte Menschen

- Wissensvermittlung: Psychoedukation
- Stabilisierung: Dialektisch-Behaviorale Therapie
- Selbstfürsorge: Imaginative Methoden
- Ressourcenorientierung: Arbeit mit dem Inneren Kind

Auch hier sind die Konzepte klar abgrenzbar, aber keines ist nur für die hier dargestellten Stärken nutzbar. Vielmehr wird man Elemente der Selbstfürsorge z. B. auch bei der Arbeit mit dem Inneren Kind finden, tragen Imaginationsübung auch zur Ressourcenorientierung bei usw.

Das selektive Aufgreifen von hilfreichen Elementen aus verschiedenen Ansätzen ist eine pragmatische Vorgehensweise, die Pflegende mit den anderen Berufsgruppen verbindet und oft auch in Absprache beispielsweise mit den niedergelassenen Psychotherapeuten oder den Psychotherapeutinnen auf Station selbstständig durchgeführt werden kann.

Patientenedukation

Um das Verständnis des Krankheitsgeschehens zu fördern und so dessen Verarbeitung zu unterstützen, ist es bedeutsam, den Betroffenen Wissen und Kompetenzen im Umgang mit ihrer Erkrankung zu vermitteln. Hierzu eignet sich die sogenannte Psychoedukation, eine Intervention, die spezialisierte Schulungs- bzw. Bildungsmaßnahmen mit psychologischer Unterstützung verbindet. Abderhalden und Needham (2018) betonen, dass Psychoedukation zum Standard in der modernen psychiatrischen Versorgung gehören sollte und sehen hier auch Chancen für eine stärkere Einbindung psychiatrisch Pflegender in das Behandlungsangebot.

Traumaspezifische Patientenedukation ähnelt in ihren Zielsetzungen stark der klassischen Psychoedukation: Angestrebt wird eine Vermittlung krankheitsspezifischen Wissens sowie eine Beeinflussung des Krankheitsverlaufes, eine Verbesserung des allgemeinen Funktionsniveaus und des Umgangs mit Krisensituationen, die Reduzierung von Ängsten und die Erhöhung der individuellen Stresstoleranz.

Insbesondere die traumazentrierte Patientenedukation hat das übergeordnete Ziel, die Betroffenen spürbar zu entlasten. Viele Traumatisierte leiden unter der Angst, an ihrer Symptomatik »verrückt zu werden« und jegliche Kontrolle zu verlieren. Daher ist die Einordnung der Symptome und der Austausch mit anderen Betroffenen die grundlegende Basis aller traumabezogenen Patientenedukationsmanuale. Liedl und Kollegen (2010) betonen, dass es insbesondere für die Edukation im Gruppensetting entscheidend ist, den Patienten bereits im Vorfeld Möglichkeiten und Grenzen der Edukationsgruppen aufzuzeigen, um falschen Erwartungen und damit einhergehenden Enttäuschungen vorzubeugen. Kurz zusammengefasst lässt sich dies wie folgt darstellen:

Ziele traumabezogener Patientenedukation:

- Wissensvermittlung
- Entlastung
- Sicherheit

Grenzen traumabezogener Patientenedukation:

- Keine Aufarbeitung des traumatischen Erlebnisses
- Kein therapeutisches Angebot

In der praktischen Durchführung kann die traumaspezifische Patientenedukation sowohl im Einzel- als auch im Gruppensetting angeboten werden. Die Entscheidung für die passende Anwendungsform wird sowohl durch äußere Rahmenbedingungen als auch durch individuelle Patientenfaktoren bestimmt. So kann Einzelpsychoedukation Bestandteil der Bezugspflegetermine sein, wenn die betreffende Patientin aktuell in einer Gruppensituation überfordert ist. Generell ist jedoch festzustellen, dass Patientenedukation in Gruppen nicht nur ökonomischer ist, sondern auch den Vorteil bietet, dass die Teilnehmer von den Erfahrungsberichten anderer profitieren können.

Um die spätere Gruppendynamik besser einschätzen zu können, sollten im Vorfeld Gespräche mit den späteren Teilnehmern geführt werden. Dabei geht es vor allem um die Frage, ob die betreffende Person stabil genug ist, um an einer Gruppe teilzunehmen. Gleichzeitig wird den Patienten erklärt, dass das

Erzählen von traumatischen Erlebnissen in einem Gruppensetting tabu ist, um Mitpatienten nicht zu triggern.

Eine Gruppe von fünf bis zwölf Menschen mit schwerwiegenden Traumafolgestörungen und der entsprechenden Stressverarbeitungsproblematik sollte generell durch zwei Personen geleitet werden – im günstigsten Fall durch zwei Personen unterschiedlicher Profession. Bei einem solchen Tandem übernimmt eine Person die Leitungsrolle, die andere hat eine unterstützende Funktion sowohl für die Teilnehmer als auch für die Leitung, sie beobachtet die Gruppenprozesse genau.

In auf die Behandlung von Traumafolgestörungen spezialisierten Arbeitsbereichen kommt es erfahrungsgemäß häufiger zu Situationen, in denen Patienten während einer Edukationsgruppe in einen dissoziativen Zustand geraten – manchmal betrifft es mehrere Teilnehmer gleichzeitig. Ein Co-Therapeut kann hier die Gruppenleitung entlasten und die betreffenden Personen unterstützen, ihnen bei der Reorientierung helfen und sie gegebenenfalls aus dem Raum begleiten. Auf diese Weise kann die Gruppe ohne wesentliche Unterbrechungen fortgeführt werden und es tritt innerhalb der Gruppendynamik eine gewisse Normalität im Umgang mit traumaspezifischen Symptomäußerungen ein, die die gemeinsame Arbeit erleichtert.

Inhalte traumabezogener Patientenedukation

Neben allgemeinen Informationen zu den verschiedenen Typen psychischer Traumatisierungen gehören folgende Grundlageninformationen zum »Basispaket« traumaspezifischer Patientenedukation:

- Traumatische Reaktion: Unterscheidungsmöglichkeiten von normalen und pathologischen Tendenzen der traumatischen Reaktion
- Symptome der Posttraumatischen Belastungsstörung
- Besonderheiten komplexer Traumafolgestörungen
- Trauma und Gedächtnis
- PTBS als Stressverarbeitungsstörung
- Traumaexposition
- Begriffsklärung »Täterintrojekte«
- Begriffsklärung »Dysfunktionale Kognitionen«

Je nach spezifischer Ausrichtung des pflegerischen Einsatzgebietes können diese Themen durch weitere ergänzt werden, hierbei sind beispielsweise gerade im ambulanten Bereich alltagsbezogene Praxisthemen denkbar (z. B. Trauma

und Flucht), im stationären Setting der aufdeckenden Traumatherapie wird ein weiterer Schwerpunkt auf den Expositionstechniken liegen.
Im Downloadbereich dieses Buches finden sich konkrete Anregungen, wie die Informationsunterlagen für eine traumabezogene Patientenedukation gestaltet und inhaltlich gefüllt werden können. Wichtig ist dabei, die teilweise verwendeten Fachbegriffe für die Nutzer der Gruppe entsprechend zu erklären und durch praktische Beispiele und den Erfahrungsaustausch untereinander mit Leben und Inhalt zu füllen. Ein vollständiger Verzicht auf Fachsprache erscheint angesichts der langfristig angelegten Therapiepfade für traumatisierte Menschen nicht ratsam – bewegen sie sich doch zumeist über Jahre im Versorgungssystem und haben es mit verschiedenen Fachexperten zu tun, mit denen die Kommunikation auf Augenhöhe sicherlich besser gelingen kann, wenn die Patienten sich einigermaßen sicher mit den üblichen Begrifflichkeiten auskennen. Hier unterscheidet sich der traumasensible Ansatz in einigen Punkten von allgemeinen Empfehlungen zu hilfreichen Strategien für die Leitung psychoedukativer Gruppen (bspw. nach Kissling & Pitschel-Walz 2004): In der Regel wird die Vermeidung von Fachjargon empfohlen. Weitere bewährte Grundsätze sind in der traumabezogenen Patientenedukation ebenfalls mindestens zu überdenken und, je nach Angebotssetting und Nutzerklientel, gegebenenfalls umzuarbeiten. Hierzu gehören beispielsweise auch der Verzicht auf Frontalunterricht zugunsten von Interaktion, die Verwendung von Rollenspielen zur Einübung neuer Verhaltensweisen sowie eine undifferenzierte Aktivierung der Teilnehmer. Diese Strategien können, insbesondere bei komplex traumatisierten Menschen in einem frühen Therapiestadium, die Gefahr einer unkontrollierten Reaktivierung traumatischen Materials erhöhen. Eine starke bzw. unmodifizierte Aktivierung zur Interaktion in der Gruppe fördert erfahrungsgemäß die Neigung einiger Teilnehmer, aus Überlastung aus dem Geschehen »auszusteigen« (z. B. durch Dissoziation) oder nur scheinbar mitzuarbeiten, da angenommen wird, dass es zu Nachteilen in der Therapie führen kann, sich nicht zu beteiligen (siehe das Kapitel »Milieugestaltung«, dort unter »Transparenz«). Der Einsatz von Rollenspielen bildet hierzu einen noch stärker ausgeprägten Pol, sodass in akuten Bereichen wie beispielsweise Kriseninterventionsstationen, spezialisierten Abteilungen für komplex Traumatisierte oder in Phasen der aufdeckenden Therapiearbeit, die die Nutzer vorübergehend destabilisieren kann, auf solche Techniken sicherheitshalber verzichtet werden sollte. In der Traumatherapie fortgeschrittene Patienten berichten jedoch durchaus von äußerst hilfreichen Erfahrungen mit Rollenspielen, beispielsweise im Bereich der Selbstbehauptungstechniken, die sie später konkret im Alltag anwenden

können. Dazu können Themen gehören wie beispielsweise »Nein« sagen bei unangenehmen Alltagsbegegnungen (angesprochen werden von Spendensammlern in der Innenstadt), sichere Körperhaltung beibehalten innerhalb größerer Menschenansammlungen oder ähnliche, von den Teilnehmern der Gruppe eingebrachten Themen. Diese Anwendungsbereiche von Rollenspielen empfehlen sich sehr gut für ambulante traumaspezifische Gruppen bzw. für die ambulante fachpsychiatrische Versorgung.

Grundsätzlich sind interaktive Anteile innerhalb der Patientenedukationsgruppen jedoch schon allein deshalb empfehlenswert, da sie es dem Gruppenleiter ermöglichen, die Patienten als wirkliche Experten ihrer Erkrankung anzusprechen und ihnen die Erfahrung von Kontrollmöglichkeiten anzubieten. Dies ermöglicht in einem folgenden Schritt das Gefühl der Überwindung von Ohnmacht und Leid – ein entscheidender Faktor für die Genesung. Den Gruppenleitern kommt hierbei eine Vorbildfunktion zu: Sie sollten eine respektvolle und wertschätzende Grundhaltung haben. Dies kann beispielsweise mit gezielten Fragen nach Situationen der Vergangenheit, in denen die Teilnehmer ein selbstverständliches Vertrauen ins Leben verspürt haben, geschehen. Konkrete Gespräche darüber, was die Teilnehmer tun können, um sich besser zu fühlen, sind ebenfalls hilfreich, um das Vertrauen in die eigene Person, ein positives Selbstwertgefühl und die eigene Handlungsfähigkeit zu stärken.

Der Aufbau einer traumabezogenen Patientenedukationsgruppe kann, im Hinblick auf das jeweilige Angebotssetting, individuell entwickelt und zusammengestellt werden. Es soll hier jedoch eine Empfehlung in Form eines modellhaft vorgestellten Ablaufes für eine ausgewogen konzipierte Gruppensitzung gegeben werden. Die empfohlene Dauer einer Gruppeneinheit beträgt eineinhalb bis zwei Stunden, wobei eine zehnminütige Pause sicher empfehlenswert ist, um die Konzentrationsfähigkeit konstant zu halten. Die Gruppengröße liegt idealerweise bei fünf bis acht Patienten, in jedem Fall sollten es nicht mehr als zehn Teilnehmer sein.

Überblick (nach Liedl u. a. 2010):

- Begrüßung der Teilnehmer
- Blitzlichtrunde mit »Wort weitergeben«
- Überblick über den Inhalt der Stunde
- Wiederholung der Kernaussagen der letzten Sitzung durch einen Teilnehmer
- Besprechung der Übung aus der letzten Woche (falls vereinbart), offene Fragen
- Themenblock

- Fragen
- Kernaussage
- Ggf. Übung für die kommende Woche empfehlen
- Evtl. Achtsamkeitsübung
- Abschlussblitzlicht mit »Wort weitergeben«

Im Downloadteil dieses Buches findet sich ein detaillierter Ablaufplan mit Anmerkungen für die Gruppenleiter als Unterstützung des Gruppenablaufs.

Dialektisch-Behaviorale Therapie

Wie bereits im ersten Kapitel ausgeführt, spielt die Diagnose der Borderline-Persönlichkeitsstörung in der traumasensiblen psychiatrischen Pflege eine wichtige Rolle. Die anerkannten Therapieansätze der traumazentrierten Versorgung bieten sämtlich modulare Stabilisierungsangebote an, die auch in den Behandlungsmanualen der Borderline-Persönlichkeitsstörung zu finden sind.
Einer der inzwischen bekanntesten und auch gut beforschten Therapieansätze der Borderline-Persönlichkeitsstörung ist die DBT, die Dialektisch-Behaviorale Therapie (Ahrens 2018). Sie adressiert in erster Linie die sich aus den zugrunde liegenden Entstehungsfaktoren entwickelnden Störungen der Affektregulation sowie Zustände starker innerer Anspannung, die auch bei schwer traumatisierten Menschen zu finden sind. Zur Selbstregulation unerträglicher Spannungszustände, aber auch, um dem subjektiven Erleben von Hilflosigkeit und Ohnmacht zu entkommen, entwickeln die Betroffenen häufig Verhaltensmuster, die die Anspannung rasch dämpfen, langfristig jedoch das Selbstwertgefühl negativ beeinflussen. Hierzu gehören Selbstverletzungen, Alkohol- und Drogenmissbrauch, Hochrisikoverhalten und Essstörungen. Die Symptomatik findet sich auch bei Patienten mit posttraumatischen Belastungsstörungen – nicht selten werden beide Diagnosen gleichzeitig vergeben.
Die DBT wurde zur emotionalen Regulation und zur Vermeidung von selbstschädigenden Verhaltensweisen entwickelt und kann auch bei einer Vielzahl anderer Erkrankungen und Problemen effektiv eingesetzt werden.
Der Begriff »Dialektik« bezieht sich in der DBT auf die beiden therapeutischen Pole »Akzeptanz«, also Annahme der gegenwärtigen Situation und Symptomatik einerseits und »Veränderung« andererseits. Beide Interventionsstrategien, man spricht dabei auch von »Validierungs- und Problemlösungsstrategien«, kommen gleichberechtigt zum Einsatz. Der Begriff »Behavioral« weist darauf hin, dass sich die DBT in die Therapieansätze einreiht, die sich mit der Entste-

hung, der Aufrechterhaltung und der Veränderung von Verhalten beschäftigen (engl.: behaviour = Verhalten).
Die ursprünglich von Marsha LINEHAN (1996) entwickelte Dialektisch-Behaviorale Therapie nutzt verschiedene therapeutische Methoden unter anderem aus der klassischen Verhaltenstherapie, der kognitiven Therapie, der Gestalttherapie, der Hypnotherapie sowie der Zen-Meditation. Diese werden alle in das Angebot der DBT integriert, ein klar aufgebautes Modulsystem strukturiert den gesamten Therapiekomplex.
Die klassischen vier Module der ambulanten DBT umfassen:

- ambulante Einzeltherapie über einen Zeitraum von zwei Jahren mit jeweils einer Stunde pro Woche.
- Telefonberatung durch den Therapeuten zur Lösung aktueller, eventuell lebensbedrohlicher Krisen.
- Teilnahme des Patienten am wöchentlichen Fertigkeitentraining in der Gruppe (Skillstraining).
- Teilnahme des Therapeuten an der wöchentlichen Supervisionsgruppe.

Die DBT enthält sehr stark motivationale Aspekte, die Pflegende gut nutzen können, um z. B. Therapieabbrüche zu vermeiden und eine bessere Therapie-Compliance zu erwirken.
Das DBT-Konzept wird durchdrungen von folgenden Grundannahmen (nach BOHUS & WOLF-AREHULT 2013):

- Borderline-Patienten versuchen, das Beste aus ihrer gegenwärtig verheerenden Situation zu machen.
- Borderline-Patienten wollen sich verbessern.
- Borderline-Patienten müssen sich stärker anstrengen, härter arbeiten und stärker motiviert sein, um sich zu verändern – das ist ungerecht.
- Borderline-Patienten haben ihre Probleme in der Regel nicht alle selbst verursacht, aber sie müssen sie selbst lösen.
- Das Leben suizidaler Borderline-Patienten ist so, wie es gegenwärtig gelebt wird, in der Regel unerträglich.
- Borderline-Patienten müssen neues Verhalten im relevanten Kontext erlernen.
- Patienten können in der DBT nicht versagen.
- Therapeuten, die mit Borderline-Patienten arbeiten, brauchen Unterstützung.

Diese Grundannahmen sind auch in der Begleitung traumatisierter Menschen hilfreich.

Teamverantwortung

Hier ist anzumerken, dass in der DBT jedes unmittelbar an der Therapie beteiligte Mitglied eines Behandlungsteams als Therapeut verstanden wird und alle Teammitglieder gemeinsam Verantwortung für das Therapieangebot und die Behandlung des Patienten haben. Wer also in einem multiprofessionellen Team mitarbeiten möchte, das sich der therapeutischen Grundhaltung der DBT verpflichtet fühlt, sollte bereit sein, bestimmte Verantwortlichkeiten anzunehmen und gleichzeitig die Absprache und Abstimmung mit den Kolleginnen und Kollegen nicht vergessen. Die Basis der regelmäßigen Abstimmung der therapeutischen Vorgehensweisen bildet das DBT Consultation Team Meeting, auch DBT-Beratungsteam genannt.

Das primäre Ziel dieses Teams ist die Verbesserung der therapeutischen Fähigkeiten jedes Teammitgliedes. Dazu verpflichten sich die Mitglieder, bestimmte Verhaltensregeln zu befolgen, die deutlich über die Regeln für multiprofessionelle Besprechungen hinausgehen, sie prägen vielmehr ganz grundsätzlich die Zusammenarbeit sämtlicher Berufsgruppen und Einstellung der Teammitglieder zu ihrer Rolle im eigenverantwortlich gesteuerten Genesungsprozess ihrer Patienten.

Zum besseren praktischen Verständnis der tatsächlich gelebten Form der Zusammenarbeit seien hier einmal auszugsweise Bestandteile des Verhaltenskodex des Beratungsteams (The Linehan Institute 2019) aufgeführt:

- Jedes Teammitglied verpflichtet sich, eine einfühlsame, achtsame und dialektische, d. h. die gegenwärtige Situation akzeptierende und zugleich auf Veränderung gerichtete Grundhaltung einzunehmen.
- Jedes Teammitglied verpflichtet sich unabhängig von seiner Funktion, z. B. als Einzeltherapeut, Skillstrainer, Supervisor, Pharmakotherapeut, Pflegekraft usw., in dem anderen Teammitglied einen Klienten wahrzunehmen.
- Jedes Teammitglied verpflichtet sich, innerhalb des Teams nicht nur über seine Probleme zu reden und wie ein Therapeut aufzutreten (anstatt wie ein stiller Beobachter).
- Jedes Teammitglied verpflichtet sich, sich während des Meetings so zu verhalten, wie es dies auch in einer Gruppentherapie machen würde.
- Jedes Teammitglied verpflichtet sich, adäquat vorbereitet in das Meeting zu kommen.
- Jedes Teammitglied verpflichtet sich, auch an Personen, die scheinbar mehr Erfahrung haben als man selbst, klinische Ratschläge zu geben (vor allem auch dann, wenn man sich nicht vorstellen kann, irgendetwas Sinnvolles und Hilfreiches beisteuern zu können).

- Jedes Teammitglied verpflichtet sich, den anderen Mitgliedern die eigenen Fehler und Schwierigkeiten mitzuteilen wie auch deren Ratschläge zur Problembehebung anzunehmen.
- Jedes Teammitglied verpflichtet sich, wertfrei und einfühlsam anderen Teammitgliedern und deren Klienten zu begegnen. Weiterhin verpflichtet sich jedes Teammitglied, bei bewertenden Äußerungen eine kleine Glocke zu betätigen, allerdings nicht, um den anderen zu kritisieren, sondern um sich selbst daran zu erinnern, nicht bewertend zu sein. Die Glocke dient zur Erinnerung, nicht als Zensor.
- Jedes Teammitglied verpflichtet sich, ein zugrunde liegendes Problem richtig zu erfassen und zu verstehen, bevor es Lösungsvorschläge äußert.
- Jedes Teammitglied verpflichtet sich »Ein Elefant ist im Raum« zu rufen, wenn andere diesen ignorieren.
- Jedes Teammitglied verpflichtet sich, eine Kettenanalyse für eigenes Problemverhalten vorzustellen (bspw. auch, wenn es nur 31 Sekunden zu spät zum Meeting kommt, unabhängig von dem Grund der Verspätung).
- Jedes Teammitglied verpflichtet sich, auch mal die Rolle des Leiters, des Hüters der Zeit, des Hüters der Dialektik und die des Schriftführers zu übernehmen.
- Jedes Teammitglied verpflichtet sich, weiterhin zum Meeting zu erscheinen, auch wenn man sich ausgebrannt, müde, hoffnungslos, frustriert oder ineffektiv fühlt.

Die gemeinsame therapeutische Haltung bedeutet nicht, dass jedes Teammitglied der Meinung anderer Teammitglieder zustimmen muss, wie man bestimmten Patienten begegnen sollte. Niemand ist gezwungen, sein eigenes Verhalten so anzupassen, dass es mit dem aller anderen übereinstimmt. Vielmehr geht es darum, eine nicht wertende Haltung gegenüber den Kollegen sowie den Patienten zu praktizieren und ihnen gleichermaßen unvoreingenommen und emphatisch gegenüberzutreten.

Schließlich erfolgt die Zusammenarbeit aller Beteiligten im Bewusstsein, dass jeder fehlbar ist und Fehler macht. Dies geschieht im Sinne der Grundannahme, dass jeder fehlbar ist und deshalb auch jeder gegen jede Vereinbarung verstoßen kann und vermutlich auch wird. Entscheidend ist, dass in solchen Fällen niemand seine Kompetenzen oder Eigenschaften gegen die anderen Teammitglieder verteidigen muss, sondern dass man gemeinsam die Polaritäten der betreffenden Verhaltensweisen herausarbeitet und innerhalb des Teams eine für den weiteren Therapieverlauf gute Lösung findet.

Das nächste Praxisbeispiel zeigt eine typische Situation, in der es zwei gegensätzliche Meinungen zum Umgang mit der Problematik einer Patientin gibt, deren Synthese sehr wichtig für einen allseits zuträglichen Therapieverlauf ist.

Beispiel Die Pflegekräfte Frau Schäfer und Frau Stein haben Gesprächsbedarf für die multiprofessionelle Teambesprechung am Montagmittag angemeldet. Am Wochenende, während der Dienstzeit von Frau Schäfer, war eine von Frau Steins Bezugspatientinnen bereits am Vormittag von den Mitpatientinnen vermisst worden und auch am späten Nachmittag noch nicht wieder zurückgekehrt. Aus der Vorgeschichte der Patientin sind impulshafte Affektdurchbrüche und regressive Zustände mit schweren, auch parasuizidalen, Selbstverletzungen bekannt. Frau Schäfer hatte sich Sorgen um die Patientin gemacht.
Diese meldete sich schließlich telefonisch zum Ende der Spätschicht bei Frau Schäfer, sprach mit kindlicher Stimme und wirkte desorientiert und verängstigt. Nachdem sie zunächst gar nicht angeben konnte, wo sie sich befand, erfuhr Frau Schäfer nach und nach, dass sie offenbar an einem Bahnsteig stand und im Begriff war, in einem verängstigten, hilflosen und kindlichen Zustand in einen Zug zu steigen. Den Vorschlag von Frau Schäfer, Hilfe zu holen, sah sie sich nicht in der Lage umzusetzen, auch hatte sie Ängste, mit jemand anderem als mit Frau Schäfer zu sprechen.
Frau Schäfer bat daraufhin die Patientin, sich nicht vom Fleck zu bewegen, übergab die Station kurzfristig an eine Kollegin der Nachbarstation und fuhr mit ihrem privaten Pkw zum Bahnhof, um die Patientin abzuholen. Beide kamen ohne weitere Zwischenfälle wieder auf der Station an und die Patientin bedankte sich am nächsten Morgen sehr herzlich für diese besondere Fürsorge durch Frau Schäfer: »Wer weiß, wo ich ohne Sie gelandet und was mir alles passiert wäre!«
Frau Stein, die pflegerische Bezugsperson der Patientin, ist mit Frau Schäfers Krisenintervention nicht einverstanden. Sie ist zudem auch persönlich verärgert über das Verhalten der Kollegin. Während der Teambesprechung berichtet sie, mit ihrer Bezugspatientin im Vorfeld etwas anderes für solche Situationen besprochen zu haben: Sie traue der Patientin zu, das Entstehen solcher Krisen und den Anstieg der inneren Anspannung frühzeitig zu erkennen und sich dann rechtzeitig auf Station Hilfe zu holen – dies entspreche auch dem aktuellen Stand der Therapie. Für »Notfälle« wie die am Wochenende entstandene Situation habe sie der Patientin sehr klar die in der Klinik allgemeingültige Regel erläutert, die in Fällen einer unabgesprochenen und möglicherweise gefährlichen Entfernung von der Station eine Suchmeldung bei der Polizei

vorsieht. Im Anschluss an eine solche Suche erfolge zudem die vorübergehende Aufnahme auf einer Kriseninterventionsstation.
Frau Steins Meinung nach überschreitet die Nutzung des eigenen Pkw zur Abholung von Patienten ganz allgemein sehr deutlich eine Grenze, sie befürchtet eine Verstrickung von Frau Schäfer mit der Erlebenswelt der Patientin. Hinzu komme, dass sie ihre Absprachen mit der Patientin untergraben sehe und die Patientin in ihrer Tendenz, das »Team zu spalten« bestärkt worden sei. Frau Schäfers Verhalten sei ihrer Meinung nach »Anti-DBT« gewesen. Ein Teammitglied betätigt die Glocke.
Frau Schäfer hört aus den Worten von Frau Stein den Vorwurf heraus, unprofessionell gehandelt zu haben und gibt nun ihrerseits einem bereits länger gehegten Gefühl der Missbilligung Raum: Ihrer Meinung nach verfehle Frau Stein bereits seit längerer Zeit das Ziel der Bezugspflegearbeit mit einer so schwer traumatisierten Patientin. Diese sei noch lange nicht so weit, selbstständig innere und äußere Sicherheit herstellen zu können und müsse zunächst die Gelegenheit erhalten, sich einen Begriff davon zu machen. Es sei die Aufgabe des Teams, ihr diesen Rückhalt zu bieten, bis sie selbst so weit sei – Frau Stein jedoch mit ihren »uneinfühlsamen Schablonenlösungen« trage dazu im Moment nichts bei. Ein Teammitglied betätigt die Glocke. <

Es droht hier eine Situation, in der die im Team und bei der Patientin vorhandenen unterschiedlichen Fähigkeiten und Ressourcen ungenutzt bleiben – Linehan spricht in solchen Fällen von Invalidierung.
Ahrens (2018) weist auf eine häufig anzutreffende »Invalidierungsfalle« hin: Patienten direkt oder indirekt die Schuld an krisenhaften Situationen zuzuweisen. Linehan (1996, S. 325) hat sich hierzu und auch ganz konkret zur viel bemühten, sogenannten »Teamspaltungstendenz« von Menschen mit Borderline-Persönlichkeitsstörungen geäußert: »Der Glaube, dass die Patienten spalten, ähnelt gefährlich einer Denkweise, die TherapeutInnen bei ihren Patientinnen zu ändern versuchen – die Schuld für ihre Probleme anderen oder externalen Ereignissen zu geben.«
In Wahrheit spiegeln solche Konflikte wie im vorliegenden Fall vor allem nicht ausreichend etablierte und gemeinsam vereinbarte Grundhaltungen wider. Nicht selten fehlen auch (pflege-)therapeutischen Grundlagenkenntnisse, etwa, wenn gleichzeitig mehrere unerfahrene Kollegen in das Team integriert werden. Dabei erscheint es äußerst sinnvoll, auf starre Regelwerke für alle möglichen, eventuell auftretenden Situationen von Grenzüberschreitungen oder problematischem Verhalten zu verzichten. Lösungsansätze für unvermeidlich auftretende

herausfordernde Situationen während der Therapie können am besten in einer von Offenheit und Empathie geprägten Atmosphäre erarbeitet werden.

Keinesfalls sollte versucht werden, Konflikte zu vermeiden – besser ist es, das Auftreten von Konflikten jederzeit zu erwarten und diese als Zeichen eines dynamischen, letztlich dem Patienten dienlichen Suchprozesses in der Therapie zu bewerten.

Insofern sind für das vorliegende Beispiel sehr viele unterschiedliche Lösungsansätze für den Teamkonflikt denkbar. Es wird von jedem Teammitglied erwartet, sich in die Sicht der drei beteiligten Parteien einzudenken – der liberal und fürsorglich handelnden Pflegekraft, der mit klaren Strukturen und mit dem Prinzip »Fordern und Fördern« arbeitenden Pflegekraft sowie nicht zuletzt der Patientin.

Skillstraining: traumaspezifische Modifikationen

Wie man an dem letzten Beispiel gesehen hat, sollen DBT-Therapeuten dem Verhalten sowohl der Teammitglieder als auch der Patienten mit Leichtigkeit (»easy manner«) begegnen. Die Arbeit innerhalb der DBT bewegt sich stets in einer Balance zwischen Akzeptanz und Veränderung, die zu wahren nicht immer ohne Konflikte abgeht.

In der traumasensiblen psychiatrischen Pflege, insbesondere bei Patienten, die aufdeckend, das heißt mit einem Traumaexpositionsverfahren an ihrer Symptomatik arbeiten, können zusätzliche Schwierigkeiten auftreten, wenn gleichzeitig versucht wird, »klassische« DBT für Patienten mit Borderline-Persönlichkeitsstörung anzubieten (siehe das nächste Kapitel, »Traumasensible Modifikationen«).

Unproblematisch und empfehlenswert ist dagegen die Übernahme des Fertigkeitentraining bzw. sogenannten Skillstraining. Es handelt sich dabei um ein modular aufgebautes Trainingsprogramm, das Patienten die kontrollierte Bewältigung psychosozialer Belastungen erleichtert.

Überblick über die Module des DBT-Fertigkeitentrainings

(nach Bohus & Wolf-Arehult 2013)

Zu Beginn erfahren die Patientinnen, was »Skills« sind bzw., um welche Art der Fertigkeiten, die es zu erlernen gilt, es überhaupt geht. Dazu kommen Grundlagenkenntnisse über menschliche Verhaltensweisen in Belastungssituationen – was ist funktional, was eher dysfunktional? Weiterhin geht es um den Bereich der subjektiv erlebten Anspannung: Hier erfahren die Patienten, dass es unterschiedliche Arten und Intensitäten von Anspannung gibt und dass es sinnvoll ist, diese persönlich einschätzen zu lernen. Der Zusammenhang zwischen unterschiedlichen Spannungsniveaus und dazu passenden unterschiedlichen Skills wird herausgearbeitet sowie die Bedeutung der Identifikation individueller Frühwarnzeichen für die Entwicklung eigener Hochspannungsphasen vermittelt. Nach dieser Einführung kann mit der inhaltlichen Arbeit in den verschiedenen Modulen begonnen werden.

Modul Achtsamkeit Hier geht es um die gezielte, nicht wertende Wahrnehmung eines Augenblicks. Diese Methode fördert die Bereitschaft der Patienten, sich der Akzeptanz der Realität schrittweise zu nähern. Die Inhalte dieses Moduls und die Trainingsmethoden entfalten ihre Wirkung meist erst allmählich und nur durch konsequentes Übungen. Bedeutsam sind dabei die Fragen »Was soll ich tun?« (»Was-Fertigkeiten«) – nämlich Wahrnehmen, Beschreiben, Teilnehmen – und »Wie soll ich es tun?« (Wie-Fertigkeiten) – nämlich konzentriert, annehmend, wirkungsvoll.

Modul Stresstoleranz Dieses in seinen Grundzügen sehr verbreitete Trainingsmodul soll die Patienten zur eigenständigen Krisenbewältigung befähigen. Dabei helfen zum einen konkrete Fähigkeiten zur Veränderung der gegenwärtigen Situation, die direkt in Phasen extrem hoher Stresslevel eingesetzt werden können. Zum anderen – und dies wird häufig weniger deutlich betont oder verstanden – geht es auch um Fähigkeiten, die es ermöglichen, intensive Anspannung, wenn sie denn auftritt, durch grundlegende Akzeptanz (»radikale Akzeptanz«) und Annahme der Realität grundsätzlich besser auszuhalten.

Modul Umgang mit Gefühlen Hier lernen die Patienten, dass ihre Emotionen regulierbar sind und dass es möglich ist, diesen gegenüber eine gewisse Distanz zu entwickeln. Hinzu kommen psychoedukative Elemente, die die grundlegenden Funktionsweisen und Bedeutungen von Emotionen vermitteln. Ziel ist die langfristige Stabilisierung der Emotionslage der Patienten.

Modul Zwischenmenschliche Fertigkeiten Bei der Arbeit an den eigenen zwischenmenschlichen Kompetenzen geht es darum, eigene Ziele im Umgang mit einem Gegenüber zu erreichen, ohne die Beziehung zum anderen zu beschädigen oder gar zu zerstören. Zu dem Modul gehören auch die Themen Grenzen setzen und die Reflexion der eigene Wirkung auf andere.

Modul Selbstwert Dieses Modul, das in Marsha Linehans ursprünglichem DBT-Konzept nicht enthalten ist, soll die bei Patienten mit Borderline-Störungen verbreiteten dysfunktionalen Einstellungen zu sich selbst aufdecken, um an ihnen arbeiten zu können. Negative Grundannahmen über sich selbst spielen insbesondere bei Missbrauchsopfern eine wichtige Rolle im Sinne eines Täterintrojektes, das dem traumatischen Geschehenen einen Sinn verleihen und so die Ohnmacht abmildern soll. Hilfreich zur Stärkung des Selbstwertgefühls ist die gezielte Herbeiführung von angenehmen Erlebnissen mit der eigenen Person. Ein stabiler Selbstwert ermöglicht es, zukünftig auftretenden Schwierigkeiten mit mehr Gelassenheit zu begegnen.

Das Skillstraining wird individuell mit den Patienten vereinbart. Durch eine gemeinsame Verhaltensanalyse werden die wichtigsten Probleme identifiziert und sodann entsprechende Fertigkeiten ausgewählt, vermittelt und trainiert. Generell steht an höchster Stelle und damit unter dem größten Veränderungsimpuls das suizidale bzw. selbstverletzende Verhalten, gefolgt von Verhaltensweisen, die die Therapie gefährden. Danach wendet man sich den Problemen der Lebensqualität zu (Bohus & Wagner 2005).

Alice Sendera, Martina Sendera (2012): Skills-Training bei Borderline- und Posttraumatischer Belastungsstörung. 3. Aufl. Wien, New York: Springer.

Bohus und Wagner (2005) formulieren konkrete traumaspezifische Behandlungsziele der DBT: Die Reduktion der Traumafolgestörungen stellt hierbei das Kernziel dar. Dies lässt sich in zwei Teilziele unterteilen, die nacheinander angestrebt werden: Zunächst sollen Reize, die traumatische Erfahrungen reaktivieren (Trigger), reduziert werden, sodann geht es um die Wiedererlangung der Kontrolle über die emotionale Reaktion auf traumabezogene Empfindungen und Eindrücke. Dissoziative Phänomene sollen ebenfalls kontrolliert bzw. aktiv von den Patienten gemanagt werden können.

Danach erst steht die aktive, aufdeckende Traumatherapie an, in der die traumabezogenen Körperwahrnehmungen, Flashbacks, Reaktionsmuster wie Vermeidungsverhalten etc. aktiv abgebaut oder verändert werden.

Die Reduktion von Auslösereizen traumatischer Erinnerungen fällt durch ihren Alltagsbezug häufig in das Arbeitsfeld psychiatrisch Pflegender. Werden traumatische Erfahrungen im Nervensystem der Patienten reaktiviert, so sinkt die Reizschwelle für die nächste traumatische Reaktion mit jedem dieser Ereignisse. Dieser Zusammenhang ist vielen professionellen Helfern nicht bewusst: Die neuronalen Netzwerke im Gehirn traumatisierter Menschen passen sich mit jedem Hochstressereignis immer mehr an die traumatische Reaktionskette an. Es gilt daher, entsprechende Reize möglichst ganz auszuschalten. Entsprechend sind Gespräche über traumatische Inhalte zu Beginn der Therapie zu vermeiden, auch der Besuch von Selbsthilfegruppen, in denen traumatische Inhalte berichtet werden können, sollte nicht empfohlen werden. Abzuraten ist weiterhin von Literatur oder Filmen, die sich mit Gewalt oder Missbrauch beschäftigen. Auch sollte sondiert werden, ob in der Partnerschaft, der engeren Familie, Nachbarschaft oder im Freundeskreis Gewalt eine Rolle spielt – in solchen Fällen muss ganz offen über konkrete Möglichkeiten der Einflussnahme des therapeutischen Teams mit den Betroffenen gesprochen werden, wobei gegebenenfalls auch auf behördliche Unterstützung von Polizei, Jugendämtern usw. zurückgegriffen werden muss.

Besonderes Augenmerk ist auf den Bereich des möglichen weiteren oder wieder aufgenommenen Täterkontaktes zu legen. Manchmal werden Betroffene zu Beginn einer Therapie von den Tätern massiv unter Druck gesetzt. Um das Opfer zum Schweigen anzuhalten, werden zuweilen auch alte Kontakte reaktiviert. Dies kann dazu führen, dass Patientinnen erneut missbraucht oder bedroht werden und darüber schweigen, weil sie sich dafür schämen. Solche Vorgänge können in die stationäre Behandlung eingreifen, darum sollte aufseiten des Behandlungsteams diese vulnerable Phase besonders wachsam beobachtet werden.

Beispiel Frau Arndt ist zum zweiten Mal zur stationären Traumatherapie in die Klinik gekommen. Während es beim ersten Behandlungsaufenthalt noch vorwiegend um die Stabilisierung im Alltag ging, soll jetzt ganz konkret am ritualisierten sexuellen Missbrauch in ihrer Jugend gearbeitet werden.

Frau Arndt hat die Diagnose »dissoziative Identitätsstörung« erhalten. Im Alltag fällt dies manchmal dadurch auf, dass Frau Arndt plötzlich mit veränderter Stimmlage spricht, mal sehr forsch und jungenhaft auftritt und sich auch so kleidet, dann wieder sehr ängstlich und beinahe stumm in einer Zimmerecke sitzt. Mit ihrer Therapeutin konnte sie bereits zwei innere Teilpersönlichkeiten identifizieren und mit diesen in Kontakt treten. Eine davon ist »Die Gute«, ein circa zwölfjähriges Mädchen, das alles tut, was ihm gesagt wird, dabei stets lächelt und Schmerzen nicht wahrnehmen kann. Eine andere ist »Tom«, ein 15-jähriger Junge, der sehr wütend ist und niemanden an sich heranlässt, dabei greift er auch zu Gewalt, schlägt um sich oder wirft Gegenstände, wenn ihm jemand zu nahekommt.

Am Abend vor der ersten geplanten Traumaexposition ist Frau Arndt auf der Station nicht mehr aufzufinden. Da sie sich nicht abgemeldet hat, machen sich die Pflegekräfte bald Sorgen. Bei Beginn der Nacht wird ein Arzt hinzugezogen, der dann eine Suchmeldung bei der Polizei aufgibt. Frau Arndt wird jedoch nicht gefunden. Sie taucht jedoch von selbst auf der Station wieder auf: Die Nachtschwester erschrickt, als sie beim routinemäßigen Rundgang um 2:00 Uhr auch in das Zimmer von Frau Arndt geht und diese zusammengekauert auf dem Boden sitzend findet.

Die Terrassentür steht offen, vermutlich ist Frau Arndt selbst mit ihrem Schlüssel hereingekommen. Am nächsten Tag, bei der körperlichen Untersuchung durch die Stationsärztin, finden sich auf dem Rücken der Patientin vielfache Wunden und Prellmarken, deren Herkunft schwer zu bestimmen ist. Es sieht so aus, als hätte sich die Patientin mit einer Art Fleischhaken den Rücken aufgerissen. Frau Arndt selbst kann sich an nichts erinnern, außer, dass sie »in einen Wald« gelaufen sei, weil sie Angst gehabt habe. Die Expositionsarbeit muss zurückgestellt werden, die Beruhigung und Stabilisierung steht in den folgenden Tagen im Vordergrund.

Erst einige Wochen später gelingt eine Rekonstruktion der Geschehnisse der betreffenden Nacht: Frau Arndt hatte am Nachmittag eine Urlaubspostkarte scheinbar unauffälligen Inhalts auf die Station bekommen. Der Text auf dieser Karte enthielt einige Passagen, die bei Frau Arndt ein »Programm« aktivierten, das besagte, dass sie sich zu einer bestimmten Tageszeit an einen bestimmten Ort begeben solle. Sie hatte das auch getan, da »Die Gute« sich sofort davon angesprochen fühlte, die Kontrolle übernahm und die Weisungen ausführte. Sie selbst hatte während dieser Zeit keine Kontrollmöglichkeiten und keinerlei Empfindungen, später auch keine konkreten Erinnerungen daran. Sie war am betreffenden Abend von den ehemaligen Tätern zu einem Waldstück geleitet und dort für ihren Therapieversuch »bestraft« worden.

Das Behandlungsteam änderte daraufhin seine Strategie: Die Traumatherapie wurde zunächst ausgesetzt, Frau Arndt wurde einem Opferschutzprogramm zugeleitet. Sie entschied sich, einen therapeutisch begleiteten Identitätswechsel durchzuführen, inklusive Namensänderung, Wohnortwechsel usw., da eine sinnvolle und gefahrfreie Aufarbeitung ihrer Vergangenheit nur so möglich erschien. Beim Abschied sagte sie ihrer Therapeutin, dass sie sich sehr wünsche, endlich alles hinter sich lassen zu können – das gehe aber nur dann, wenn sie sich »irgendwann einmal selbst trauen« könne. <

Nicht immer geht es um solch drastische Auslösereize traumatischer Reaktionen wie in diesem Beispiel. Häufiger geht es in der alltäglichen Praxis darum, zunächst die »Triggerreize« für Flashbacks zu identifizieren, damit die Betroffenen sie gezielt vermeiden oder beseitigen können.

»Raus aus dem alten Film!«

Dafür sollte mit den Patienten besprochen werden, was mögliche Trigger sein könnten. Häufig geht es um Geräusche, Gerüche, Gegenstände, aber auch Bewegungen, die in wenigen Sekunden belastende Erinnerungen wachrufen können. In der Folge reagieren Betroffene heftig auf der Körper- oder der Gefühlsebene. Dies kann sich darin äußern, dass sie beispielsweise massive Wutgefühle verspüren, Verzweiflung erleben, sich wie im Nebel fühlen oder Körpersymptome wie Schmerzen oder Übelkeit auftreten. Wenn den Betroffenen diese Trigger nicht bekannt sind, kann der Eindruck entstehen, die belastenden Erinnerungen an das traumatische Geschehen könnten immer wieder »wie aus heiterem Himmel« über die Person hereinbrechen. Manchmal befürchten die Betroffenen deshalb auch, »verrückt zu werden«, andere erleben eine große Hilflosigkeit. Um das eigene Erleben besser zu verstehen, kommt es erst mal darauf an, die Auslösereize zu identifizieren. Dann können sie auch ausgeschaltet oder vermieden werden wie in dem folgenden Beispiel.

→ **Beispiel** Frau Kolbe ist zur Stabilisierung in die stationäre Traumatherapie gekommen. Sie nimmt gern am Stationsprogramm teil – lediglich der Weg zur morgendlichen Qigonggruppe ist für sie mittlerweile ein echtes Hindernis. Jeden Morgen um 07:45 Uhr geht sie von ihrem Zimmer im Untergeschoss der Station die Treppe hoch zum Übungsraum. Oben angekommen fühlt sie sich jedoch nicht mehr in der Lage, an der Gruppe teilzunehmen. Sie hat dann stets furchtbare Panik, kann sich kaum beruhigen und sieht manchmal sogar blitzlichtartig das Gesicht ihres Onkels vor sich, der sie als Jugendliche mehrfach vergewaltigt hat.
Das Stationsteam vermutet derweil, dass Frau Kolbe aufgrund ihrer Adipositas keinen Gefallen an den Übungen findet und deshalb versucht, Auswege zu finden. Frau Kolbe ist dadurch gekränkt, da ihr das Qigong eigentlich Spaß macht

und sie sich sehr wünscht, mitmachen zu können. Im Bezugspflegegespräch versucht die zuständige Pflegekraft, mit Frau Kolbe nochmals minutiös durchzugehen, was genau im Vorfeld der morgendlichen Gruppe genau passiert. Zu diesem Zweck entschließen sich beide, den Weg vom Zimmer zum Übungsraum einmal zusammen zu gehen, genau wie jeden Morgen.
Es stellt sich heraus, dass Frau Kolbe durch ihr Übergewicht auf der Treppe recht schnell außer Atem gerät. Immer dann, wenn sie selbst eine deutlich schnellere Atmung und dazu einen erhöhten Puls hat, triggert dieser physiologische Zustand traumatische Erfahrungen, in denen sie ebenfalls sehr schnell atmete und ihr Herz klopfte. So war es immer, wenn sie ihrem Onkel gegenüberstand, auch während der Taten selbst. Frau Kolbe erkennt einen typischen Trigger.
Sie vereinbart mit der Bezugspflegekraft, dass sie in Zukunft eine Viertelstunde eher aufsteht und statt des zügigen Treppenaufstiegs ihr Zimmer durch die Terrassentür verlässt, um einen gemächlichen Spaziergang um die Station herum zum Übungsraum zu machen. Tatsächlich funktioniert das gut und Frau Kolbe fühlt sich sehr entlastet. <

Nicht immer sind aber so einfache Lösungen zu finden. Erfahrungsgemäß sind Art und Anzahl möglicher Auslösereize bei komplex traumatisierten Menschen so vielfältig und groß, dass es nicht möglich ist, sie umfassend zu beseitigen. In einem zweiten Schritt sollte daher angestrebt werden, die Betroffenen zu befähigen, ihre Emotionen in Bezug auf die Traumatisierungen besser zu steuern und zu kontrollieren. Im Bereich der DBT eignen sich hier Übungssequenzen aus den Modulen Achtsamkeit (»Was empfinde ich konkret und wie stark ist diese Empfindung?«) und Emotionsregulation (»Welche Funktion hat das Gefühl? Ist dies auch für die heutige Situation passend?«). Im Downloadteil dieses Buches finden sich hierzu auch zwei hilfreiche Übungsblätter (»Reorientierung auf das Hier und Jetzt« und »Angenehme Gefühle sammeln«), die mit den Patienten gemeinsam bearbeitet werden können.
Psychiatrisch Pflegende sind häufig die erste Anlaufstelle für die Not, die ständig wiederkehrende Flashbacks und Intrusionen im Alltag erzeugen. Sie sollten daher zusätzlich zum Hintergrundwissen, das sie zum Thema Auslösereize vermitteln können, auch praktisches Handwerkszeug im Gepäck haben, um die belastenden Situationen für Patienten handhabbarer zu machen. Ganz konkret haben sich folgende Strategien im Alltag als hilfreich erwiesen:
Selbstinstruktionen → Gemeint sind bestimmte Sätze, die die Betroffenen häufig zur Deklaration kritischer Situationen nutzen und sich bewusst vorsagen können: »Ich bin jetzt erwachsen und sicher«; »Die Gefahr ist vorüber«;

»Es ist vorbei«. Solche Anleitungen für die Bewertung kritischer Situationen können den Patienten vor allem dann gut helfen, wenn sie gut eingeübt sind. Dazu gehört die häufige Nutzung auch in etwas unkritischeren und nicht traumabesetzten Bereichen. So kann zum Beispiel dem Unbehagen, gemeinsame Mahlzeiten im Speisesaal einzunehmen, diese Selbstinstruktion entgegengesetzt werden: »Ich bin erwachsen und kann selbst entscheiden, zu wem ich mich an den Tisch setze.«

Auch selbst gestaltete Plakate für bestimmte Bereiche in der Wohnung haben sich bewährt. Etliche, von häufigen Albträumen betroffene Patienten haben nächtliche Reorientierungsprobleme, wenn sie direkt vom Albtraum in traumabezogene Flashbacks abgleiten und dann, kurz nach dem Aufwachen, gar nicht sicher sind, wie alt sie sind und wo sie sich befinden. Wenn der erste Blick dann auf ein selbst gestaltetes Plakat am Fußende des Bettes fällt, etwa des Inhalts: »Es ist das Jahr 20.., ich bin in meiner Wohnung und in Sicherheit, wenn ich Angst habe, kann ich ... anrufen und mir Hilfe holen«, fällt die Reorientierung zumeist deutlich leichter.

Gut funktioniert auch die Kombination mit passenden Hochstress-Skills, die die Wirkung der Selbstinstruktionen noch verbessern können. Dazu können hier diverse Mittel aus dem persönlich erarbeiteten »Notfallkoffer« in Reichweite liegen oder unterwegs auch mitgenommen werden.

Gute Strategien zielen darauf ab, im kritischen Moment zu irritieren und die Gedanken nach außen zu lenken, weg vom inneren Erleben.

Hilfreich kann dabei beispielsweise ein kleines Steinchen im Schuh sein, wenn die Person in öffentlichen Räumen unter Stress gerät. Wirkungsvoll sind auch Düfte, die dazu einladen, wieder in die Realität zurückzukehren usw.

Reizdiskriminierung → Hier geht es vor allem um die Zuordnung der Gedanken, Gefühle und Körperreaktionen: Gehören die Reaktionen zur aktuellen Situation oder zur damaligen traumatischen Situation? Dazu wird eine genaue Situationsanalyse durchgeführt, möglicherweise erst rückwirkend, um festzustellen, wo die Unterschiede liegen und woran diese am leichtesten zu erkennen sind. Es werden Realitätsanker entwickelt, die die Betroffenen im Hier und Jetzt halten können. Dabei kann gut auf Symbole zurückgegriffen werden: Viele Betroffene suchen Gegenstände aus, die sie mit einer ihrer positiv besetzten erwachsenen Rollen in Verbindung bringen. So könnte beispielsweise eine leitende Krankenschwester ihren Dienstschlüssel als Realitätsanker auswählen, der symbolisch mit dem Thema Verantwortung und erwachsenes Handeln verbunden ist. Viele Patienten nutzen während der Traumatherapie Fotos von ihren Kindern zur Reorientierung, aber auch Bilder der geliebten Haustiere, selbst angefertigte Talismane oder selbst gestaltete Bilder können hilfreich sein.

Orientierung im Raum, Körperhaltung → Es wird zuweilen unterschätzt – und manchmal einfach zu wenig beachtet –, wie wichtig in Situationen, in denen quälende Intrusionen auftreten, die Körperhaltung bzw. die ganz konkrete Orientierung im Raum ist. Sollten professionelle Helfer in betreffenden Situationen anwesend sein oder hinzugerufen werden, gilt es zunächst, den Betroffenen dabei zu helfen, die Augen offen zu lassen und sich im Raum bzw. vor Ort umzusehen. Hilfreich ist dabei eine Fragetechnik, die die Betroffenen aus der inneren Erlebenswelt in die äußere Umgebung zurücklenkt. »Was sehen Sie gerade?«, »Wo befinden wir uns?«, »Wissen Sie, wie diese Straße hier heißt?«, »Können Sie mir sagen, wie viel Uhr es gerade ist?«, »Schauen Sie einmal aus dem Fenster: Welche Jahreszeit haben wir gerade?«, »Welches Jahr haben wir?«, »Kennen Sie meinen Namen? Bitte sagen Sie ihn einmal laut.« usw. Günstig ist es ebenfalls, wenn die Betroffenen ihre Füße dabei fest auf dem Boden haben – also nicht die Beine an den Körper ziehen, liegen, sich zusammenkauern etc.

Achtsamkeitsübungen im Außen → Einen Schritt weiter in die gleiche Richtung führen Achtsamkeitsübungen: beispielsweise einen Gegenstand wie einen Stein oder ein Stofftier in die Hand nehmen und ohne Wertung möglichst genau zu beschreiben. Dabei ist genau wahrzunehmen, was gefühlt und gedacht oder gesagt wird.

Hochstress-Skills bzw. Notfallkoffer → Es kann sein, dass die Betroffenen sich zunächst über intensive Sinnesreize ins Hier und Jetzt zurückholen müssen, bevor sie Reizdiskriminationsübungen einsetzen können. Intensive Sinnesreize können Gerüche sein (z. B. Pfefferminz, Ingwer), Geschmacksreize (z. B. Meerrettich, Chili, Wasabi, Zitrone, Kaugummis), taktile Reize (z. B. Igelball, Kühlakku, Gummiband zum Auf-die-Haut-Schnipsen) oder Geräusche (z. B. Knackfrosch, Glocke). Für andere Menschen sind beruhigende Musik, Imaginationsübungen, Atem- oder Bewegungsübungen wie Qigong hilfreicher, auch Spaziergänge bzw. überhaupt Bewegung im Freien haben sich bewährt – dies muss individuell ausprobiert werden.

Imaginative Distanzierungstechniken → Da Betroffene über das Wiedererleben traumatischer Erinnerungen häufig als innerlich ablaufende »Filme« sprechen, beziehungsweise Standbilder, Geräusche, Albträume und emotionale Überflutungszustände beschreiben, haben sich konkret auf diese Form des Erlebens zugeschnittene Imaginationsübungen bewährt, die eine innere Distanz zu den belastenden Bildern herbeiführen können. Die bekanntesten imaginativen Distanzierungstechniken sind die Tresorübung und die Bild- bzw. Filmrücklauftechnik.

Die Tresorübung ermöglicht es, vorübergehend die Kontrolle über belastendes gedankliches oder emotionales Material zu erlangen. Die belastenden Inhalte werden dazu in der Vorstellung verpackt (z. B. Bilder als Fotos auf DVD, Geräusche auf Tonträgern, intensive Gefühle werden aufgesaugt von einem Schwamm) und dann in einem sicheren Raum oder Tresor aufbewahrt.

Die Bildrücklauftechnik wird bei sich ständig wiederholenden Bildern oder zähen Grübelgedanken eingesetzt. Dabei werden eine Leinwand bzw. ein Bildschirm und eine passende Fernbedienung imaginiert, über die die Bilder kontrolliert und beeinflusst werden können – beispielsweise Film stoppen, zurückspulen, kleiner oder unscharf einstellen. Auch die imaginierte Filmspule kann in den sicheren imaginierten Tresor gelegt werden.

Diese Imaginationsübungen werden gerade zu Beginn der Behandlung am besten in Begleitung der Bezugspflegekraft in Einzelterminen angeleitet und mehrfach geübt, bis die Betroffenen in der Lage sind, sie selbstständig anzuwenden. Eine Übungsanleitung für die beiden genannten Techniken findet sich im Downloadbereich dieses Buches.

Hochstress bewältigen

Menschen, die durch traumatische Erinnerungsfetzen immer wieder in starke Hochstress-Situationen geraten, müssen zunächst lernen, Anzeichen für den Anstieg des inneren Stresspegels zu erkennen. Pflegende können dazu im Gespräch mit den Patienten herausfinden, ob die Person einen oder mehrere der folgenden Stresskanäle schon besonders gut kennt:

- Gedanklicher Bereich: eingeengtes Denken, sich wiederholendes Denken usw.
- Körperwahrnehmungen: Schwitzen, Zittern, Muskelanspannungen, Pulserhöhung usw.
- Gefühle: Angst, Panik, Ärger, Ohnmacht, Scham usw.
- Verhalten: Verteidigungs- bzw. Angriffshaltung einnehmen, Weglauftendenzen usw.
- Dissoziation: Gefühl von Unwirklichkeit, Veränderung der Sinneswahrnehmungen, Rauschen in den Ohren, Tunnelblick usw.

Die DBT bietet Mittel und Wege an, um Spannung direkt zu reduzieren oder um Gefühle und Stress so abzumildern, dass Spannung gar nicht erst entsteht oder wenigstens nicht so stark wird, dass die Betroffenen davon überwältigt werden. Dazu ist wichtig zu wissen, dass nicht jeder Skill in jedem Anspannungsbereich wirkt. Üblicherweise wird innerhalb der DBT die subjektive Stresswahrnehmung in drei Bereiche auf einer Skala von 0 bis 100% unterteilt:

- Im niedrigen Stressbereich von 0 bis 30% sind Menschen am ehesten gelassen und ausgeglichen. In diesem Zustand können sehr gut Achtsamkeitsübungen durchgeführt oder Entspannungstechniken angewandt werden. Auch die Genussfähigkeit ist in diesem Bereich gut trainierbar. Zwischen 30 und 70%, im mittleren Stressbereich, können Menschen eine gewisse Erregung, beziehungsweise auch das Gefühl des Angeregtseins oder des Aufgeregtseins, bei sich bemerken. In diesem Bereich haben sie sich jedoch stets unter Kontrolle und können beispielsweise gut arbeiten oder etwas lernen, in sozialen Kontakt zu anderen treten oder die eigenen Gefühle sehr deutlich wahrnehmen.
- Bei einer Spannung über 70% befinden sich Menschen im Hochstressbereich. Je höher der Stresspegel ansteigt, desto schneller geht die Kontrolle über Gedanken und Gefühle verloren. Weitere Symptome kommen hinzu: Herzrasen, erhöhte Darmmobilität, Zittern usw. Alle Handlungen sind darauf ausgerichtet, dass der Stress wieder nachlassen soll. Die Lern- und Arbeitsfähigkeit ist nicht mehr gegeben.

Im Hochstressbereich müssen individuell passende Hochstress-Skills eingesetzt werden, um den Zustand rasch zu beenden.

Dazu gehören zum einen schnell und kurzfristig wirksame Fertigkeiten, die akute Krisen abmildern oder auflösen können. Zum anderen können Fertigkeiten zur Akzeptanz der Realität erlernt werden, die langfristig, situationsübergreifend und allgemein vorbeugend wirken können. Im Folgenden wird ein kurzer Überblick über beide Skillskategorien für den Hochstress gegeben – zur detaillierten Beschäftigung bietet sich die Originalliteratur an (Linehan 1996; Bohus & Wolf-Arehult 2013).

In den Bereich der kurzfristig sehr effektiv wirksamen Skills gehören:

- sich ablenken,
- den Augenblick verändern,
- Pro- und Kontraliste anlegen,
- Notfallkoffer nutzen.

Sich ablenken → Die Betroffenen lernen, gezielt ihre Aufmerksamkeit weg von der eigenen Befindlichkeit zu lenken. Man kann diese Strategie auch »Umschalten auf ...« (etwas ganz anderes) nennen. Sehr beliebt, weil einfach in der Anwendung und gut wirksam sind Körperempfindungen, die durch starke, nicht selbstverletzende Reize erzeugt werden. Beispiele hierfür sind: kaltes Wasser über Gesicht oder Arme laufen lassen, Eiswürfel halten, barfuß auf einem Holzstab stehen, starke Muskelanspannung bspw. durch Sitzhocke an der Wand, Krafttraining, auf Kies gehen usw. Auch starke Düfte wie Tigerbalm, Minzöl, Schnupftabak sowie starke Geschmacksreize wie Chili, Zitrone, Minzbonbons haben sich bewährt. In der Praxis findet sich auch der Einsatz von Ammoniak als Hochstress-Skill, insbesondere bei Menschen, die im Hochstressbereich schnell in dissoziative Zustände gleiten. Dem Einsatz von Ammoniak sind jedoch einige Überlegungen voranzustellen (siehe den nachfolgenden Kasten).

Ammoniak vermeiden

Ammoniak wird im Rahmen der Hochstress-Skills von vielen DBT-Therapeuten als hochwirksames Mittel gern empfohlen. Mittlerweile ist die häufigste Anwendungsform eine kleine Glasampulle, in der eine winzige Menge Ammoniaklösung enthalten ist. Sie kann in einer Hochstress-Situation aufgebrochen und der Inhalt, ähnlich dem Riechsalz bei Ohnmachtsanfällen zugefächelt und eingeatmet werden. Die Ampullen sind in Apotheken, Drogerien und vor allem bei Online-Versandhändlern frei verkäuflich zu bekommen. Die weite Verbreitung und große Beliebtheit bei Patienten und Therapeuten erklärt sich sicher aus der schnellen und beachtlich effektiven Wirksamkeit.
In der beruflichen Praxis der Autorin wurde Ammoniak jedoch niemals eingesetzt oder auch nur empfohlen. Patienten, die es selbst mit in die Therapie brachten, konnten es selbstverständlich weiterverwenden, die Beratung seitens der Pflegekräfte ging jedoch stets in Richtung Alternativen. Mit einer gewissen Übung bzw. Konditionierung ließen sich beispielsweise Aromamischungen mit Ingwer, Eukalyptus oder Veilchenwurzel stets mit ähnlichem Erfolg einsetzen, insbesondere wenn die Betroffenen sicherer in der Erkennung der Frühwarnzeichen wurden.
Ammoniak hat einen so beißenden und stechenden Geruch, dass es scheinbar nichts Besseres in Hochstress-Situationen gibt. Viele beschreiben, dass er »direkt ins Hirn« gehe bzw. stark »wach« mache. Diese Eigenschaft lässt

sich darauf zurückführen, dass Ammoniak zu den sogenannten Trigeminusreizstoffen gehört, die nicht die Riechzellen aktivieren, sondern die freien Nervenendigungen des Trigeminusnervs reizen. Diese Gerüche kann der Mensch also auch dann noch wahrnehmen, wenn die Riechzellen zerstört sind. Trigeminusreizstoffe führen in höherer Konzentration zur Auslösung von Schutzreflexen (z.B. Speichelsekretion, Niesreflex, Würgereflex). Durch diese Nähe zu möglicherweise selbstschädigenden Verhaltensweisen sollte deshalb Ammoniak nur in besonderen Fällen eingesetzt werden.
Zudem ist nicht von der Hand zu weisen, dass es mit Feuchtigkeit stark alkalisch reagiert und so, beispielsweise bei zu starker Konzentration oder zu langer Anwendung, möglicherweise eine Erweichungsnekrose (Kolliquationsnekrose) der Nasenschleimhaut oder der Bronchien verursachen kann.
All diese Überlegungen zusammengenommen und die Tatsache, dass Patienten mit starker Dissoziationsneigung in Hochstressphasen erfahrungsgemäß auch auf anderen Wegen geholfen werden kann, sollte zu großer Zurückhaltung beim Einsatz von Ammoniak führen.

Ablenkung lässt sich durch andere Zugangskanäle genauso gut erreichen, beispielsweise funktionieren Aktivitäten wie Sport, Spazierengehen und Ballspiele. Man kann auch andere Menschen unterstützen, sich mit anderen vergleichen, denen es wesentlich schlechter geht, um zu relativieren – und vieles mehr.
Sich beruhigen mithilfe der fünf Sinne → Die Sinneskanäle Sehen, Hören, Riechen, Schmecken und Spüren eignen sich besonders gut, um sich selbst zu beruhigen. Diese Methode basiert auf dem Prinzip der Achtsamkeit, denn die gesamte Aufmerksamkeit soll auf einen der genannten Sinneskanäle gelenkt werden. Deshalb ist es ratsam, die Skills aus der Kategorie »Sich beruhigen« denjenigen Patienten zu empfehlen, die bereits mit dem Üben von Achtsamkeit begonnen haben.
Den Augenblick verändern → Hier geht es darum, in einer Krise nicht weiter über die Vergangenheit zu grübeln oder sich Sorgen um die Zukunft zu machen, sondern ganz konkret im gegenwärtigen Augenblick eine dem Stressinhalt entgegengesetzte Handlung durchzuführen. Dabei können Fantasiereisen, Entspannungsübungen, Kurzpausen im Alltag mit einer Tasse Tee usw. hilfreich sein. Dies setzt allerdings voraus, dass grundlegende Kontrollmechanismen der Selbststeuerung noch funktionieren. Bei einer Spannung über 90% wird das vermutlich nicht mehr der Fall sein.
Pro- und Kontraliste → Diese Strategie soll helfen, in Hochstressphasen nicht

den ersten Impulsen zu möglicherweise selbstschädigenden Handlungen nachzugeben. Eine vorbereitete Pro- und Kontraliste, beispielsweise als Bestandteil des persönlichen »Notfallkoffers«, kann hilfreich sein, um kurzfristig wirksame Strategien wie beispielsweise Selbstverletzungen oder Essattacken als langfristig schädlich zu entlarven und sich für Alternativen zu entscheiden. Wichtig: Diese Listen werden angefertigt, wenn die Person gerade nicht im Hochstress ist – sie dient, in der Krise wieder hervorgenommen, zur Vergegenwärtigung der bereits erarbeiteten Pro- und Kontra-Argumente. Unter Hochstress lassen kognitive Fähigkeiten nach, sodass solche Listen dann nicht sinnvoll bearbeitet werden können.

Notfallkoffer nutzen → Hier ist tatsächlich eine kleine Tasche gemeint, die die Patienten gerade in der Anfangsphase der Therapie stets bei sich tragen sollten, um in den unvorhersehbaren Hochstressphasen direkt auf die wichtigsten Skills zugreifen zu können. Es sollten maximal drei bis vier Skills im Notfallkoffer enthalten sein, idealerweise aus den unterschiedlichen Strategiebereichen. Zu viel Auswahl wirkt verwirrend, man kann unter Stress nicht gut denken und daher auch schlecht entscheiden, welcher Skill in der gegebenen Situation am effektivsten wäre.

Der Notfallkoffer sollte regelmäßig (z. B. wöchentlich) daraufhin überprüft werden, ob alle enthaltenen Skills noch wirken – sonst muss etwas ausgetauscht werden. Diese Überprüfung muss erfahrungsgemäß während einer belastenden Therapiephase regelmäßig durch die Bezugspflegekraft initiiert werden, dabei kann auch eine Beratung zu geeigneten Skills zum Tausch im Koffer erfolgen. Besonders sinnvoll ist es, aufeinander abgestimmte Skills in den Notfallkoffer zu geben – diese können dann, nacheinander angewendet, eine sogenannte »Skillskette« bilden, die die Anspannung längerfristig senken kann (siehe nachfolgenden Kasten).

Skillsketten

Hochstress-Skills sind sehr beliebt, weil sie rasch erlernbar sind und gut wirken sind. Die klassischen, hier vorgestellten Hochstress-Skills sind jedoch nicht dazu geeignet, die Spannung wesentlich weiter abzusenken als bis knapp unter 70%. Zwar wird zunächst eine Erleichterung erlebt, aber gleichzeitig werden die eigenen Emotionen stärker wahrgenommen – möglicherweise sind es sogar die Gefühle, die den Stress ausgelöst haben. In der Folge steigt die Spannung wieder und es müssen erneut Hochstress-Skills angewendet werden. Dies kann in ungünstigen Fällen über Stunden so gehen: In der grafischen Darstellung ergibt das eine sogenannte »Sägezahnkurve«:

Abbildung 9 **»Sägezahn«-Stresskurve bei alleiniger Anwendung von Hochstress-Skills ohne Skillskette** (Bohus & Wolf-Arehult 2013, S. 115)

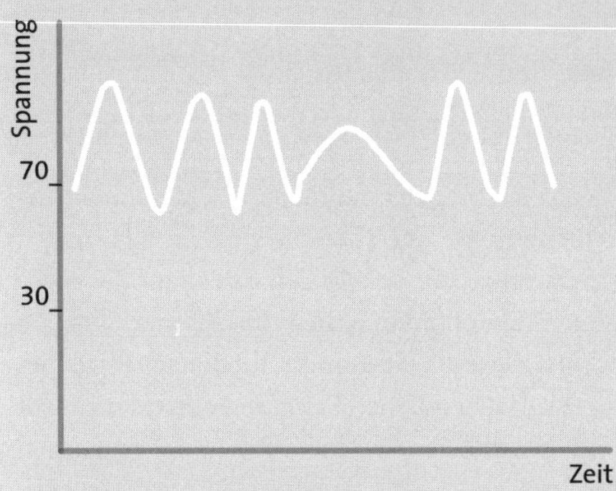

Darum ist es zur längerfristigen Senkung von Stress empfehlenswert, sogenannte »Skillsketten« zu nutzen, das heißt, im Anschluss an die Hochstress-Skills direkt solche anzufügen und einzusetzen, die im Bereich des Umgangs mit Gefühlen wirksam sind. Das können beispielsweise Selbsttröstungstechniken sein, Strategien, um Wut abzubauen usw. Das Stresslevel kann auf diese Weise nachhaltig gesenkt werden, sodass die Grafik dann folgendes Bild ergibt:

Abbildung 10 **Stresskurve bei Einsatz von Skillsketten**

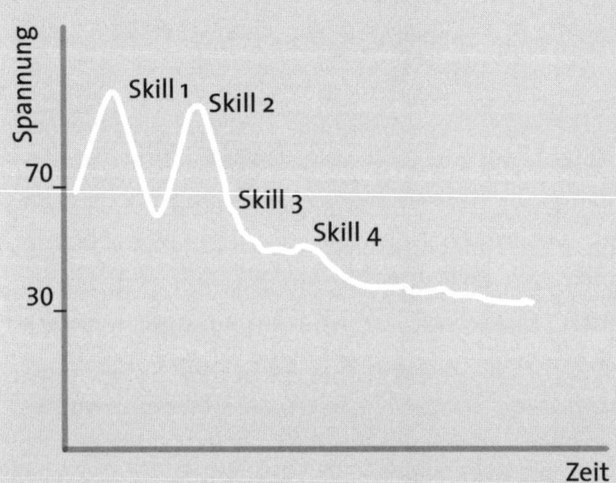

Zu den langfristig wirksamen Stress-Skills gehören:

- Entscheidung für einen neuen Weg,
- innere Bereitschaft,
- leichtes Lächeln,
- radikale Akzeptanz.

Hier wird vorzugsweise an der inneren Einstellung gegenüber der eigenen Problematik gearbeitet. Patientinnen und Patienten werden bei der Annahme der Realität und der Verantwortung für die eigene Befindlichkeit unterstützt. Pflegende, die auf diesem Gebiet mit Patienten arbeiten und Übungen anleiten, sollten sich bewusst sein, dass Patienten die von der Bezugspflegekraft initiierten Veränderungsimpulse in Richtung Übernahme eigener Verantwortung auch als unausgesprochenen Vorwurf verstehen könnten, der besagt: Wer sich genügend anstrengt, muss all diese Probleme gar nicht haben – alles könnte viel besser laufen, wenn sie nur wollten! Um solchen Missverständnissen vorzubeugen, sollte bei der Vermittlung dieser Skills genügend Zeit in die gleichzeitige Vermittlung der Botschaft »Ich weiß, dass es wahnsinnig schwierig ist, seine Grundeinstellungen zu verändern! Ich bin aber sicher, dass Sie das schaffen können und möchte Sie, so gut ich kann, dabei unterstützen« investiert wird.

Entscheidung für einen neuen Weg → Wer kennt es nicht? Gerade unter Stress ist es am einfachsten, die altbekannten Wege zu gehen bzw. bewährte Strategien zur Selbstberuhigung einzusetzen. Zu viele Süßigkeiten, vermehrtes Rauchen oder Alkoholkonsum, sozialer Rückzug, einen Streit anzetteln – all das sind Verhaltensweisen, in die Menschen unter emotionalem Stress immer wieder leicht verfallen, weil sie leicht einzusetzen sind, oft jahrelang gut geübt wurden und deshalb kurzfristig beruhigend wirken. Will man hier bewusst einen neuen Weg einschlagen, beispielsweise ganz bewusst eine bestimmte Yoga-Meditation durchführen, so fühlt sich das oft zunächst sehr »falsch«, zumindest ungewohnt an, ist vielleicht sogar mit Ängsten behaftet. Auch Verlustgefühle können auftreten, denn die Entscheidung für den neuen Weg ist ja auch eine Entscheidung gegen den bisher geliebten alten Weg.

Um der Frage nach der bewussten und reflektierten Übernahme von Verantwortung Raum zu geben, empfehlen Bohus und Wolf-Arehult (2013) die kreative Auseinandersetzung mit dem Thema. So könnte es beispielsweise eine gute Idee sein, einen Einzeltermin der Bezugspflege darauf zu verwenden, mit dem Patienten eine Collage anzufertigen: Eine Seite wird mit visuellen Assoziationen für alte Verhaltensmuster beklebt und bemalt, die andere Seite mit solchen für neue Verhaltensmuster. Das erarbeitete Poster kann für die erste Zeit der schwierigen Beschreitung des steinigen und noch nicht sehr gut ausgetretenen »neuen Weges« ein guter Begleiter sein.

Innere Bereitschaft → Hier geht es um die Annahme der Realität. Statt, wie von vielen traumatisierten Menschen praktiziert, mit der eigenen Lebensrealität zu hadern und sich immer wieder vorzusagen, dass etwas »nicht hätte passieren dürfen« oder dass man im Grunde ein ganz anderer Mensch sein sollte, geht es darum, anzunehmen, was ist und dann die passenden Entscheidungen zu treffen. Dafür ist es wichtig, achtsam mit sich selbst umzugehen und sich seiner Situation genau bewusst zu sein. Auf dieser Grundlage können dann Entscheidungen darüber getroffen werden, was als Nächstes zu tun ist.

Beispiel Herr Aslan ist während der Therapie in einer Gruppensituation stark angetriggert worden und hat nun Flashbacks. Deshalb fühle er sich im Moment nicht in der Lage, am gemeinsamen Nachmittags-Kinobesuch teilzunehmen. Eigentlich hatte er sich darauf sehr gefreut, doch er merkt, dass er jetzt Ruhe und Zeit für sich braucht, um sich wieder neu zu »sortieren«.

Leichtes Lächeln → Gemeint ist eine gezielte kurze Entspannung der Gesichts- und Körpermuskulatur. Es geht nicht darum, jemanden anzulächeln, auch ein gezwungenes Lächeln ist nicht Ziel der Übung. Es soll vielmehr eine entspannte Körperhaltung eingenommen werden, beispielsweise mithilfe eines gezielten verlängerten Ausatmens, dann werden die Mundwinkel ganz unmerklich in die Höhe gezogen – das muss von außen niemand bemerken. Die Übung wird vornehmlich für kleine, freie Augenblicke empfohlen. Dieser Skill wirkt über die entgegengesetzte Körpersprache gut gegen Anspannung und bei unangenehmen Gefühlslagen. Häufiges Üben verbessert die Effektivität.

Radikale Akzeptanz → Dieses Konzept bezeichnet die vollumfängliche Akzeptanz der Dinge, wie sie gerade sind – und zwar nicht nur der äußeren Umstände, sondern auch der dazugehörigen Emotionen.

Es ist wichtig, den Patienten zu vermitteln, dass mit radikaler Akzeptanz niemals gemeint ist, Unrecht oder Verbrechen gutzuheißen. Aber die Tatsache, dass etwas nicht sein durfte und dennoch passiert ist und dass wir darüber empört sind, können wir radikal akzeptieren. Von diesem Punkt aus kann dann lösungsorientiert weitergearbeitet werden.

Wird die Lebensrealität und die dazugehörige Befindlichkeit nicht akzeptiert, kommt es zu falschen Bewertungen oder gar zur Verleugnung. Dann bleiben wir in dieser »Falle« emotional stecken und kommen nicht weiter.

Beispiel Während der Psychoedukationsgruppe fühle sich Frau Marks nicht gut, sie ist sehr gehemmt, kann eigentlich gar nicht wirklich teilnehmen und deshalb auch nicht gut profitieren. Ohne für diese Situation radikale Akzeptanz zu üben, könnte sie sagen: »Ich war schon immer anders als die anderen – den anderen hilft die Gruppe sicher weiter, ich selbst bin aber zu blöd, das Angebot richtig zu nutzen. Mir wird nie jemand helfen können.« Wenn Frau Marks die Situation jedoch radikal akzeptiert, könnte sie sagen: »In Gruppen habe mich schon oft unwohl gefühlt, das hängt mit Erlebnissen aus der Vergangenheit zusammen. Ich merke, wie unzufrieden ich damit bin, dass ich die Gruppe gar nicht effektiv nutzen kann. Es wäre sicher besser, bei der Therapeutin einmal nachzufragen, ob ich die Inhalte zunächst auch in Einzelterminen vermittelt bekommen könnte.«

Gefühlen aktiv begegnen

Menschen mit komplexen posttraumatischen Belastungsstörungen sind vielschichtigen Schwierigkeiten im Umgang mit Gefühlen ausgesetzt. Als Arbeitsgrundlage für Bezugspflegegespräche über Gefühle seien hier noch einmal kurz die wichtigsten Problemfelder zusammengefasst:

Die meisten komplex traumatisierten Patientinnen und Patienten sind unsicher, was genau sie überhaupt fühlen. Sie können das eigene Erleben nur schwer in Worte fassen oder die Gefühle konkret benennen. Oftmals wird den Gefühlen auch gar keine Aufmerksamkeit geschenkt. Deshalb bekommen Betroffene dann gar nicht mit, dass mit ihnen »etwas los« ist – bis »die Bombe platzt« und sie sich direkt und unvermittelt in dissoziativen Zuständen oder extremen Hochstresssituationen ohne Kontrollmöglichkeiten wiederfinden. Im klinischen Alltag kann auch beobachtet werden, dass es traumatisierten Patienten sehr schwerfällt, unterschiedliche Gefühlszustände wahrzunehmen und zu unterscheiden. So beschreiben manche ihr ganzes Leben als angstbehaftet – obwohl sie im Alltag sicher nicht dauerhaft Angst, sondern durchaus auch diverse andere Gefühle erleben. Die Ursache für Unsicherheit im Umgang mit Gefühlen lässt sich zumeist in einem invalidierenden Umfeld während der Kindheit finden, das den Kindern jegliche Kompetenz, »das Richtige« zu fühlen, absprach.

Man kann sich dies etwa so vorstellen: Wenn die Gefühle und Bedürfnisse eines Kindes auf Dauer heruntergespielt oder gar für irrelevant erklärt werden, dann macht dieses Kind die Erfahrung, mit seinen Gefühlen nicht ernst genommen zu werden. Zunächst wird das Kind seine Gefühle deutlicher zeigen, damit vielleicht doch irgendwer entsprechend reagiert. Sobald das Kind einmal nicht hochemotional reagiert, fühlt sich wiederum das Umfeld bestätigt: Die Emotionen waren von vornherein übertrieben. Wiederholt sich dieser Mechanismus mehrfach, dann hängt irgendwann das Selbstbild des Kindes, eine vollkommene und ernst zu nehmende Persönlichkeit zu sein, von der Intensität seiner Emotionen ab. Negative Emotionen bekommen auf diese Weise im Laufe der Zeit die Funktion der Selbstbestätigung zugewiesen: So kann die Person sich selbst gegenüber glaubwürdig bleiben.

Tatsächlich weist das Gefühlsleben traumatisierter Menschen eine hohe Intensität und gleichzeitig eine starke Labilität auf. Häufig auftretende, heftige, oftmals lang anhaltende, sehr unangenehme Gefühle bestimmen das grundsätzliche Erleben.

Die jeweils gefühlsauslösenden Reize können dabei sehr divers und vielfältig sein. Es reichen oft schwache Reize aus, um massive Gefühlsreaktionen hervorzurufen. Solche überschießenden Reaktionen und die dazugehörigen Handlungsimpulse lassen sich dann nur schwer kontrollieren.

Insgesamt werden aufgrund der unvollständigen Verarbeitung der traumatischen Geschehnisse alte Erfahrungen und die dazugehörigen Gefühle deutlich leichter angeregt und lösen jeweils heftige Erregungszustände aus. Manchmal werden auch alte Verbote, sinnvolle Handlungen durchzuführen (etwa sich Hilfe zu holen), gleichzeitig mit aktiviert.

Wenn Gefühle als so schmerzhaft und überwältigend wahrgenommen werden, dass sie unerträglich für die Betroffenen sind, dann ist es nachvollziehbar, dass diese versuchen, sie zu ignorieren oder zu betäuben. Der Mechanismus, Gefühle zu unterdrücken, betrifft dann jedoch alle Emotionen, auch die positiven. Viele Menschen mit komplexen Traumafolgestörungen beschreiben, dass sie insgesamt zu keinerlei großen Gefühlsregungen mehr in der Lage seien. Dadurch fehlen ihnen auch Gefühle wie Liebe, Freude oder Glück, sodass sie sich von allen anderen Menschen abgetrennt erleben.

In der Arbeit mit Gefühlen ist es zunächst hilfreich, mit den Patienten grundsätzlich zu besprechen, wozu Gefühle eigentlich dienen. Dabei können im

Gespräch folgende Aspekte diskutiert werden:

- Wenn wir Gefühle haben, spüren wir Lebendigkeit.
- Gefühle sind wichtige Informationsquellen. Sie bestätigen unsere Wahrnehmungen und geben uns Informationen über Menschen, Ereignisse und Situationen.
- Gefühle sind ein wichtiger Handlungsantrieb. Sie motivieren uns entweder durch den Versuch, angenehme Gefühlslagen zu erreichen oder unangenehme zu vermeiden. Sie bereiten uns auch ganz konkret auf die Handlungen vor und können dabei sogar bei der Überwindung von Hindernissen hilfreich sein – beispielsweise hilft das Gefühl Wut, aus einer scheinbar ohnmächtigen Situation herauszukommen.
- Durch Gefühle kommunizieren wir mit anderen Menschen und Lebewesen.

Weiterhin kann es sinnvoll sein, überhaupt einmal die wichtigsten Grundgefühle wie Freude, Stolz, Angst, Wut, Ekel, Trauer, Scham, Schuld und Neid anzusprechen und mit Beispielen zu versehen. Dabei können sie auch direkt von Zuständen abgegrenzt werden, die umgangssprachlich als »Gefühle« bezeichnet werden, jedoch keine eigenständigen Gefühle sind, beispielsweise das Gefühl, in Ohnmacht zu fallen.

Hinderliche Faktoren für den achtsamen Umgang mit Gefühlen, die gemeinsam identifiziert werden sollten, sind schließlich noch die generelle emotionale Verwundbarkeit sowie vorhandene Gefühlsbrücken, die alten Glaubenssätzen über sich selbst entspringen.

Die emotionale Verwundbarkeit eines Menschen ist zwar von äußeren Faktoren und Umweltbedingungen abhängig, das heißt aber nicht, dass wir sie nicht selbst beeinflussen können. So sollten Verhaltensweisen gemieden werden, die dazu beitragen, dass die Empfindlichkeit für emotionale Auslösereize weiter erhöht wird. Hierzu gehören Faktoren wie beispielsweise zu wenig Schlaf, Ignorieren körperlicher Erkrankungen, hoher Koffein- und Zuckerkonsum, zu wenige Ruhe- und Entspannungsphasen, mangelnde oder sehr ungesunde Ernährung, Medikamenten- und Drogenmissbrauch.

Mit emotionalen Brücken hingegen sind automatisierte Gedankengänge und Glaubenssätze gemeint, die sich in der Vergangenheit ausgebildet haben und im Hier und Jetzt noch fortwirken. Dazu gehören Sätze wie »Wenn ich wütend werde, wird jemandem etwas Schlimmes passieren«. Durch diesen Gedanken folgt auf das aufkeimende Gefühl Wut sofort ein anderes Gefühl, nämlich Angst, und verdeckt das Gefühl Wut mit seinem Handlungsimpuls. Dieser Mechanismus kann im Alltag zum Problem werden: Ich werde wütend, weil

ich sehe, wie jemand mein Fahrrad entwenden will. Durch das Gefühl Wut erhalte ich die notwendige Energie, um beispielsweise dem Handlungsimpuls »Angriff« nachzugehen: Ich möchte mein Fahrrad behalten und will auf den Dieb zulaufen oder laut um Hilfe rufen. Durch die Grundüberzeugung, dass Wut fehl am Platz ist, bin ich jedoch durch Angst gehemmt, verlasse schnell den Ort des Geschehens und verkrieche mich in meinem Zimmer. Später, als das Fahrrad tatsächlich fort ist, ärgere ich mich über meine Untätigkeit und werte mich selbst als »Angsthase« ab, der es auch nicht besser verdient.
Häufig passen die wahrgenommenen Emotionen traumatisierter Menschen tatsächlich gar nicht zur gegenwärtigen Situation. Sie sind dann vor allem durch vergangenes Erleben bestimmt – daher ist es wichtig, zu lernen, das eigene Erleben einordnen zu können.
Wie findet man aber heraus, ob das betreffende Gefühl aktuell passend ist oder nicht?
Zum einen kann es hilfreich sein, sich zu fragen, ob die meisten anderen Menschen mit einem vergleichbaren Gefühl oder vergleichbar intensiv in der gegebenen Situation reagieren würden.
Zum anderen kann man sich einen Helfer für diese Art »Gefühls-Check« imaginieren, einen sogenannten »Helden des Alltags«, der vielleicht in einer belastenden Situation schon einmal hilfreich war, der sich in kritischen Situationen fest im Griff hat und der mit beiden Beinen fest im Leben steht. Dieser Held des Alltags kann imaginär befragt werden und so zu einem wichtigen Berater in schwierigen Gefühlslagen werden.
Die Zuordnung von Gefühlen und zugehörigen Handlungsimpulsen zum Hier und Heute beziehungsweise zum Dort und Damals spielt auch eine wichtige Rolle bei der Arbeit mit dem Inneren Kind, wie wir später noch in dem Kapitel dazu sehen werden.

Das Leben zurückerobern

Sobald die grundsätzliche Beschäftigung mit dem Thema Gefühle begonnen hat, können die Betroffenen ganz aktiv bei der Arbeit mit den eigenen Gefühlslagen unterstützt werden. Für Pflegende ist eine der wichtigsten Aufgaben dabei die Stärkung der emotionalen Stabilität. Das bedeutet, dass die Beratung und konkrete Anleitung im Alltag zu ausgewogener Ernährung, ausreichend Bewegung und Schlaf (Schlafhygienetraining) einen wichtigen Stellenwert hat. Oft muss auch die Wahrnehmung positiver Gefühle deutlich verbessert werden. Die belastenden Gefühle kommen und gehen ohnehin, daher ist es sinnvoll, sie durch angenehme Gefühle auszugleichen. Pflegende sind wichtige

Begleiter, wenn es darum geht, bewusst Situationen aufzusuchen, die Gefühle wie Freude, Glück, Stolz und Ruhe auslösen. Vielleicht ist es auch notwendig, die Patienten dabei zu unterstützen, ihren Lebensstil so zu verändern, dass positive Ereignisse häufiger auftreten können.

Es ist günstig, hier gemeinsam eine Liste mit positiven Ereignissen zu erstellen, deren Eintritt oder Umsetzung der Patient sich wünscht. Danach können kleine Schritte in Richtung dieser Ziele notiert und gegebenenfalls die ersten Schritte gemeinsam initiiert werden. Dazu gehört meistens auch der Sektor der zwischenmenschlichen Beziehungen: Können alte, hilfreiche Beziehungen wiederhergestellt werden? Können neue geknüpft werden? Muss an gegenwärtigen Beziehungen gearbeitet werden?

Schließlich sollten die Patienten auch dabei unterstützt werden, die positiven Erfahrungen achtsam wahrzunehmen. Dabei helfen Reflexionsgespräche, das Führen von Glückstagebüchern und ähnliche Strategien wie Wochenprotokolle für angenehme Aktivitäten (siehe Downloadbereich dieses Buches).

Ruhe und Gelassenheit entwickeln

Insbesondere komplex traumatisierte Menschen leiden unter dem traumatypischen Kernsymptom der chronischen Übererregung (Hyperarousal) – also unter einer ständigen Anspannung und Schreckhaftigkeit. Es ist daher wichtig, ganz gezielt an mehr Ruhe und Gelassenheit im Alltag zu arbeiten. Dazu bieten sich zum Beispiel Entspannungsverfahren wie das autogene Training, die Progressive Muskelrelaxation (PMR) oder eine Atemtherapie an – sie werden besonders im Kontext stationärer Behandlungen häufig eingesetzt. Die Zielsetzung ist dabei fast immer die Reduktion von Körperspannung bzw. verschiedener vegetativer Symptome, die zugleich auch Bestandteil der posttraumatischen Stresssymptomatik sind, etwa Beinzittern, Schweißausbrüche, Schlafstörungen (Sack & Sachsse 2013).

Allerdings eignen sich nicht alle klassischen Entspannungsverfahren für traumatisierte Menschen, da eine starke Fokussierung der Wahrnehmung auf den eigenen Körper, verbunden mit der Aufgabe partieller Kontrolle durch »Loslassen« der Muskelspannung, Flashbacks auslösen kann. Wenn die Person eine Neigung dazu hat, können auch unbeabsichtigt traumatische Erinnerungen an die Oberfläche kommen, was in der Regel als sehr belastend erlebt wird, unter Umständen sogar als erneuter Kontrollverlust im Rahmen einer Retraumatisierung. So gibt es Hinweise darauf, dass bestimmte Entspannungsverfahren wie beispielsweise autogenes Training überdurchschnittlich häufig die genannten Komplikationen auslösen – vor allem, da es bisher keine traumaspezifisch modifizierten Versionen gibt. Anders ist das bei der Progressiven Muskelrelaxation oder beim traumasensiblen Yoga, mittlerweile existieren auch entsprechend adaptierte Versionen der Tanz- und Musiktherapie.

Die Modifikationen, die traumasensibel adaptierte Verfahren aufweisen, bestehen meist aus Elementen zur Beibehaltung der Kontrolle und einer gewissen »Restanspannung« – das reicht vom Offenlassen der Augen über die Körperhaltung bis hin zur gezielten Anspannung einzelner Muskelgruppen. Die Übungsinstruktionen sind insgesamt ausführlicher und klären auch zwischendurch stets über Sinn und Zweck der Übungsschritte auf, damit nichts rätselhaft oder überraschend wirkt. Berechenbarkeit ist einer der wichtigsten Faktoren für das Gefühl der individuellen Kontrolle.

Grundsätzlich gilt, dass die allermeisten Verfahren, wenn sie gemeinsam mit den Betroffenen ausgewählt und adaptiert werden, geeignet sind. Sack und Sachsse (2013) listen einige wenige Ausnahmen auf, die nicht uneingeschränkt zu empfehlen sind, da sie meist sehr intensiv sind und direkt das traumatische Material berühren und ins Bewusstsein zurückholen. Dazu gehören erlebnisaktivierende Methoden wie beispielsweise Rolfing, Reiki und Bonding oder besonders regressionsfördernde Methoden wie Rebirthing oder Pränataltherapie – hier wird die erwachsene Persönlichkeit aktiv ermuntert, ins kindliche Erleben zurückzugleiten. Dies sollte, sofern überhaupt, nur durch sehr erfahrene Behandler erfolgen.

Zusätzlich zur Förderung der Entspannung im Alltag ist es bedeutsam, dass Betroffene auch die Sinnhaftigkeit der im Hier und Heute ständig aktivierten übermäßigen Wachsamkeit kritisch reflektieren. Pflegende können sie dabei unterstützen, indem die zugrunde liegenden Mechanismen und internalen Selbstüberzeugungen der Betroffenen aufgedeckt werden. Menschen mit posttraumatischen Belastungsstörungen richten ihre Aufmerksamkeit in besonders intensiver Weise sowohl auf innere Prozesse wie Körperwahrnehmungen, Gefühle und Gedanken wie auch auf mögliche externe Bedrohungen, indem sie die Umwelt routinemäßig systematisch absuchen, um mögliche Gefahrenquellen frühzeitig zu identifizieren.

Die zugehörigen Selbstüberzeugungen könnten etwa lauten: »Es ist nirgends sicher, deshalb muss ich immer auf etwas Schlimmes vorbereitet sein.« Oder »Wenn ich in Alarmbereitschaft bin, kann mich die Katastrophe nicht so heftig überraschen«.

Problematisch ist diese erhöhte Alarmbereitschaft deshalb, weil es zu falschen Gefahrenmeldungen kommt, obwohl die Umwelt eigentlich sicher ist. Wenn solche »Fehlalarme« sich häufen, kann ein Teufelskreis in Gang gesetzt werden, der die Erwartung neuer Bedrohungen immer weiter erschwert. Eine realistische Einschätzung der Sicherheit im Hier und Heute wird dann gar unmöglich.
Pflegende können mit ihren Bezugspatienten zur Unterstützung der kritischen Reflexion dieses Verhaltens daher folgende Fragen diskutieren:

- Erhöht oder verringert es Ihre Angst, wenn Sie Ihre Umwelt ständig auf Gefahren hin überprüfen?
- Kann eine Situation umfassend beurteilt werden, wenn der Wahrnehmungsfokus auf möglichen Gefahren liegt?
- Wenn Ihre Aufmerksamkeit auf Bedrohungen ausgerichtet ist – in welcher Form beeinflusst das Ihre Angst?
- Können Sie Situationen besser bewältigen, wenn Sie auf Bedrohungsreize achten?

Übermäßige Wachsamkeit lässt sich allerdings nicht durch gute Argumente allein verringern oder abstellen. Die Betroffenen sollten auch hier vermehrt üben, kleine Veränderungsimpulse zu setzen und besonders in Phasen, in denen sie weniger angespannt sind, üben, die Wachsamkeit zu reduzieren und die Wahrnehmung auf Zeichen der Sicherheit auszurichten. Dazu findet sich auch ein Übungsblatt im Downloadbereich dieses Buches.

Imaginative Methoden

Grundsätzlich gilt es, traumatisierten Menschen Methoden zur Verbesserung der Selbstfürsorge zur Verfügung zu stellen, die ihnen auf Dauer die Möglichkeit geben, unabhängig von Therapeuten und Pflegenden die innere Befindlichkeit zu verbessern. Dazu sollten innere Ressourcen aktiviert werden, über die die Betroffenen in der Regel bereits verfügen, die jedoch erst wieder zugänglich gemacht werden müssen.
Besonders geeignet sind dafür Imaginationsübungen (Huber 2005). Achterberg (1990) führt die allgemein sehr gute Wirksamkeit von Imaginationsübungen auf deren Rückgriff auf archetypische, also im kollektiven Unterbewusstsein der Menschheit verankerte, heilsame Bilder von Schutz und Sicherheit zurück. Bei der Anleitung nutzt man zusätzlich suggestive und hypnotherapeutische Elemente, um wohltuende und ressourcenaktivierende innere Bilder zu verankern. Eigene Kraftreserven können so erschlossen und von den übenden

Personen selbst nutzbar gemacht werden. Forschungen zum Thema legen den Schluss nahe, dass Imaginationen den Aufbau bzw. den Ausbau eines neuronalen Ressourcennetzwerkes fördern und dabei den gleichen Effekt erzielen wie konkretes Handeln (Decety & Grèzes 2006). Imaginationen werden auch außerhalb von Therapien genutzt, etwa von Leistungssportlern, die so ihre Bewegungsabläufe optimieren wollen. Die Wirksamkeit der psychodynamisch imaginativen Traumatherapie konnte für den stationären Rahmen bereits empirisch nachgewiesen werden (Lampe u. a. 2008).

Reddemann (2000) weist darauf hin, dass traumatisierte Menschen ohnehin dazu neigen, den inneren Bildern des Grauens dadurch zu entfliehen, indem sie sich eigene, ideale Vorstellungen von der Welt und den Menschen machen – dieser Mechanismus wird innerhalb von Therapiesettings als »Spaltung« bezeichnet. Es ist sicher eine gute Idee, diese ohnehin vorhandene Tendenz der Betroffenen aufzugreifen und sich nutzbar zu machen. Patienten sollen also ganz bewusst eine vollkommen gute und heile innere Welt entstehen lassen, um ein Gegengewicht zur traumatischen Erfahrung aufzubauen.

In der praktischen Anwendung gilt es, Folgendes im Blick zu behalten: Patienten, die sich durch ständig andrängende Erinnerungen an das traumatische Ereignis sehr häufig im Hochstressbereich befinden, werden Schwierigkeiten haben, Imaginationsübungen zu erlernen. Um von den Übungen profitieren zu können, muss es Patientinnen und Patienten außerdem möglich sein, sich über eine gewisse Zeitspanne hinweg auf die Inhalte der Übung zu konzentrieren. Bei manchen Patienten löst auch die Ruhe während der Übungen durch aufsteigende Gedanken dissoziative Zustände aus – in ungünstigen Fällen erleben die Betroffenen sich in unkontrollierbaren Situationen »gefangen« und erneut hilflos ausgeliefert. Da sich dieses Gefühl sehr nachteilig auf die Beziehung zwischen anleitender Person, also etwa der Pflegekraft, und Patientin sehr nachteilig auswirken kann, sollte die Einführung von Imaginationsübungen stets in unbelasteten Situationen stattfinden und der Einleitung und Erklärung der Wirkmechanismus sollte genügend Raum gewidmet werden. Es ist wichtig, dass der Patient den allgemeinen Wirkmechanismus und das Ziel der Übung genau kennt, bevor er zur Imagination angeleitet wird, auch sollten wieder ausreichend Kontrollmöglichkeiten eingeräumt werden. Eine mögliche Einleitungssequenz, die Pflegende für die Einführung neuer Entspannungs- und Imaginationsübungen nutzen können, findet sich im nächsten Kasten. Zwei ressourcenaktivierende Imaginationsübungen (Tresorübung, Bildrücklauftechnik) finden sich im Downloadbereich dieses Buches.

Ganz allgemein lassen sich Imaginationsübungen in folgende Gruppen einteilen:

- Distanzierungsübungen, z. B. Tresorübung, Bildrücklaufübung
- Selbsttröstungs- und Entlastungsübungen z. B. sicherer innerer Ort, Übung zum Gepäck ablegen, das klärende Bad im Meer
- Ressourcenaktivierende Übungen z. B. die Inneren Helfer, das Innere Team, Baumübung, Lichtübung

Da es eine große Auswahl an Imaginationsübungen gibt, wird jede Patientin und jeder Patient ganz individuell für sich einige Übungen ausprobieren müssen, bis deutlich wird, was am meisten zusagt und am wirksamsten ist. Es gibt, bei all der Vielfalt, jedoch einige Übungen, die insgesamt eine besonders gute Effektivität aufweisen und speziell für komplex Traumatisierte sehr hilfreich sind. Dazu gehören in jedem Fall der Innere Sichere Ort, die Tresorübung und die Inneren Helfer. Diese Imaginationen wirken insbesondere während einer Traumatherapie unterstützend und können auch sehr gut im Anschluss an aufdeckende Therapiesitzungen zur (Re-)Stabilisierung genutzt werden. Die Übungen können in Text- bzw. Buchform erworben werden, es gibt auch von Therapeuten eingespielte Hör-CDs; besonders bekannt sind beispielsweise die Übungen von Reddemann (2003).
Alternativ kann auch auf ein großes Online-Angebot zurückgegriffen werden. Es finden sich auf www.youtube.de Audioversionen von Imaginationsanleitungen, die Patientinnen und Patienten auch selbstständig nutzen können.
Es wird bei der Nutzung solcher Online-Quellen schnell auffallen, dass Patienten nicht auf jeden Sprecher bzw. nicht auf jede Sprecherin gleich gut ansprechen. Welche Stimme als einigermaßen sympathisch wahrgenommen wird, kann sehr verschieden sein, weshalb sich eine gewisse Recherchezeit empfiehlt, um einen Online-Kanal zu finden, der wirklich gefällt und für einige Zeit genutzt werden kann.

Anleitung einer Imaginationsübung

»Imaginationsübungen dienen dazu, Stress abzubauen und den Zugang zu manchmal sehr verschütteten Ressourcen wiederherzustellen. So können Sie im Alltag nach und nach stabiler und belastbarer werden.
Sie können lernen, dass Ihr Gehirn sich nicht nur an Belastendes erinnern kann, sondern dass auf der imaginativen Ebene auch neue, positive Erfahrungen möglich sind. Außerdem können Sie auf diese Weise ein festes Ritual

entwickeln, bei dem Sie sich selbst genau beobachten können: beispielsweise, ob Sie sich angespannt oder unbeschwert fühlen.
Die Übung, die ich Ihnen heute vorstellen möchte, heißt ›Das klärende Bad im Meer‹. Diese Übung dient dem Ziel, sich selbst innerlich von belastenden Gedanken, Schmerzen und von unangenehmen Gefühlen wie etwa Ekel oder Wut zu distanzieren oder gar zu befreien.
Die Übung sollte in einer entspannten Körperhaltung durchgeführt werden – dabei ist es möglich, zu liegen. Manchen Menschen fällt jedoch leichter, sie im Sitzen durchzuführen, weil sie durch den Bodenkontakt mit den Füßen die Kontrolle beibehalten können. Deshalb ist Sitzen auch in Ordnung. Probieren Sie aus, was am besten für Sie passt.
Wenn Sie Sorge haben, ob diese Übung im Moment überhaupt das Richtige für Sie ist, kann ich Ihnen die Übung auch erst einmal nur erklären und wir führen sie später gemeinsam durch, wenn es Ihnen besser passt.
Die Übung wird so ablaufen, dass Sie mit geschlossenen oder geöffneten Augen auf einem Stuhl sitzen (oder auf einer Matte liegen) und meiner Stimme zuhören. Ich werde Ihre Aufmerksamkeit durch das, was ich sage, allmählich zu Ihrer inneren Wahrnehmung lenken und Sie auffordern, sich einen angenehmen Platz an der Küste eines Meeres vorzustellen. Dabei werden wir versuchen, alle Sinne anzusprechen, sodass Sie möglichst genau imaginieren können, was Sie dort sehen, hören, riechen, fühlen oder schmecken möchten.
Sie können sich dann vorstellen, in diesem Meer ein Bad zu nehmen und damit allmählich alle unangenehmen Gefühle oder Anhaftungen Ihres Körpers abzuspülen, gegebenenfalls bestehende Wunden können in dem heilsamen Salzwasser gereinigt und versorgt werden. Es soll ganz allgemein um Trost und Heilung gehen. Manche Menschen stellen sich dazu auch Begleiter im Wasser vor, etwa Delfine oder andere hilfreiche Wesen.
Schließlich wird die Übung langsam beendet und mit einem Zeichen, das Sie sich dann ausdenken und innerlich verankern können, kann diese Szene beliebig oft wieder aufgesucht werden, wenn Sie diese Art der Unterstützung benötigen.
Diese Übung kann Ihnen auch in der anstehenden Phase der Traumabearbeitung nach den Expositionssitzungen gut helfen, sich selbst zu versorgen, wenn Sie Flashbacks haben oder sich unwohl fühlen.
Während ich die Übung anleite, werde ich Sie von Zeit zu Zeit ansehen, damit ich merke, ob die Übung Ihnen guttut oder ob Sie in einen Zustand geraten, der eher schädlich wäre, so wie beispielsweise eine Dissoziation. Sollten Sie

dazu neigen, empfehle ich Ihnen, die Augen geöffnet zu lassen und den Blick auf einem Punkt Ihrer Wahl ruhen zu lassen.
Es kann auch helfen, eine Muskelgruppe angespannt zu lassen, damit Sie spüren, dass Sie weiterhin die Kontrolle haben.
Sie können die Übung jederzeit unterbrechen, dafür sollten wir ein ›Stopp-Zeichen‹ vereinbaren, das Sie ausführen, wenn die Übung sofort unterbrochen werden soll. Vielleicht könnten Sie die rechte Hand heben oder tatsächlich ›Stopp!‹ sagen. Ich beende dann die Übung sofort und wir besprechen, ob oder wann wir fortfahren wollen oder ob Sie zunächst den Raum verlassen möchten. Ich würde dann nach spätestens 20 Minuten zu Ihnen aufs Zimmer kommen, um zu sehen, wie es Ihnen geht.
Haben Sie zunächst Fragen zu dieser Übung?«
Eine entsprechend modifizierte Anleitung kann auch für Entspannungsübungen genutzt werden.

Arbeit mit dem Inneren Kind

Das Konzept des »Inneren Kindes« – oder man könnte es auch als das Konzept des »Jüngeren Ichs« bezeichnen – soll Gefühlszustände, die aus der Vergangenheit stammen, handhabbar machen. Dieses Konzept stellt eine der wichtigsten Säulen der inhaltlichen Arbeit mit den Patienten dar. Die Arbeit mit dem Inneren Kind deckt etliche der klassischen Domänen pflegerischer Arbeit mit traumatisierten Menschen ab: Sie ist sowohl ein kreativer Weg zu einer verbesserten Selbstfürsorge, unterstützt den Aufbau individueller Resilienzfaktoren und aktiviert bisher schwer zugängliche Ressourcen. Damit erarbeiten sich Betroffene zusätzliche Schutzfaktoren vor Krankheit und weiterem Leid (Kunkel 2014).
Die Arbeit mit dem Inneren Kind ist zudem ein Feld, auf dem Betroffene und Interessierte selbstständig experimentieren. In den letzten Jahren ist sehr viel zu diesem Thema veröffentlicht worden, die Bandbreite reicht dabei von Fachbüchern für Therapeuten und Anwender über Texte zur Selbstinstruktion bis hin zu ganz praktischen Ratgebern für Laien, die sich durch diesen Ansatz neue Kraftquellen erschließen möchten. Für Unerfahrene ist der Buchmarkt deshalb entsprechend unübersichtlich und es kann schwierig sein, etwas Passendes zu finden, das letztendlich auch wirkt. Zum besseren Verständnis des Ansatzes werden hier zunächst die grundlegenden Wirkprinzipien skizziert.

Das Innere Kind imaginieren und versorgen

Gespeicherte Kindheitsempfindungen können durch ganz alltägliche Situationen wieder aktiviert werden. Mehr noch, sie können erneut in ihrer Ursprünglichkeit durchlebt und von den gleichen intensiven kindlichen Gefühlen begleitet werden.

In der Pflege traumatisierter Menschen ist es eine alltägliche Erfahrung: Emotionale Anspannungszustände können zu schwer kontrollierbaren Regressionen führen. Diese werden als Spontanregression bezeichnet, einem »Zurückgehen« in die Vergangenheit mit den jeweiligen, dem kindlichen Entwicklungsstand entsprechenden Empfindungs- und Verhaltensmustern, dabei geht der Gegenwartsbezug oft vollkommen verloren (Sachsse 2012). Dieses emotionale Reaktionsmuster traumatisierter Menschen ist eng verwandt mit den unkontrollierbaren Erinnerungen an traumatische Erlebnisse (Flashbacks).

Die Arbeit mit dem Inneren Kind nutzt nun die Erfahrung, dass schwer kontrollierbare, regressive (also kindliche) Zustände sich besser aushalten und steuern lassen, wenn sie über die Vorstellung des »Inneren Kindes« als inneres Symbol personifiziert und angesprochen werden. Dieses Innere Kind wird wie ein tatsächliches Gegenüber behandelt werden. Es wird als eine quasi-wirkliche Person im Inneren imaginiert, die direkt als »inneres Kind« angesprochen werden kann. Die Auseinandersetzung mit dem inneren Kind hilft zudem, in Kontakt mit wichtigen kindlichen Fähigkeiten und Eigenschaften zu kommen, für die wir als Erwachsene den Blick und den Zugang oft verloren haben.

Wenn die innere Verbindung zwischen Erwachsenem und innerem Kind aus Angst vor Verletzungen unzureichend ist, entstehen in uns Gefühle von Zurückgewiesensein und Verlassenheit. Es kommt eine innere Reaktionskette in Gang: Ignorierte Gefühle werden stärker, daraus entsteht Angst und ab einem bestimmten Punkt setzen kindtypische Bewältigungsmechanismen ein, beispielsweise sich beschämt zu fühlen, die Schuld bei sich selbst zu suchen, sich als schlecht, falsch, nicht liebenswert und unzulänglich anzuklagen. Dazu können auch Trotz, Wutausbrüche und impulsives Handeln gehören.

Um Nähe und Distanz zu schwierigen Inhalten und unangenehmen Gefühlen besser steuern zu können, erfolgt im Rahmen der Inneren-Kind-Arbeit also eine Spaltung des Ichs in »Erwachsenen-Ich« und »Kind-Ich«.

Diese Spaltung ist im Rahmen traumazentrierter Therapien so wichtig, weil das Aussprechen traumatischer Kindheitserlebnisse ohne eine solche Trennung fast unweigerlich zu einem spontanen Rückfall in einen Kindzustand

führt. Wird dagegen die Spaltung von Erwachsenem und Kind absichtsvoll, bewusst und professionell begleitet, kann es gelingen, das ganze Spektrum der kindlichen Gefühle zu vergegenwärtigen und dabei dennoch eine emotionale Distanz einzuhalten. Die zwischenmenschlichen Probleme, die ungesteuerte Spontanregressionen im Alltag aufwerfen, werden deutlich reduziert.

Möchten Pflegende ihren Patienten das Konzept des Inneren Kindes vorstellen und mit der Methode arbeiten, so ist zunächst die Akzeptanz aller an der Therapie beteiligten Personen zu gewinnen. Das schließt die Patientinnen und Patienten ein.

Willy HERBOLD, Ulrich SACHSSE, U. (Hg.) 2012: Das so genannte Innere Kind, S. 65–91. Stuttgart: Schattauer. Darin gibt es auch diverse Arbeitsmaterialien in guter Qualität.

Vorgehensweise

Information → Zuallererst sollte den Patientinnen und Patienten das übergeordnete Ziel dieser Arbeit vorgestellt werden: die Aussöhnung mit dem Inneren Kind.

Sofern die erwachsene Person von heute bereit ist, das Innere Kind so anzunehmen, wie es ist und eine liebevolle Verbindung zwischen dem Inneren Kind und der erwachsenen Person herzustellen, besteht die Möglichkeit, sich von alten und falschen Glaubenssätzen und Verhaltensmustern zu befreien. Die Selbstberuhigungskompetenz wird deutlich erhöht.

Durch die Übernahme von Selbstverantwortung wird die betroffene Person außerdem unabhängiger von der Meinung und dem Wohlwollen anderer. Auch die häufig vorherrschenden Ängste, ohne Hilfe von außen, also durch Therapeuten und Pflegende oder Angehörige, nicht lebensfähig zu sein, relativieren sich, wenn durch diese Technik plötzlich deutlich wird, dass man sich um sein Wohlergehen auch sehr gut selbst kümmern kann.

Erfahrungsgemäß muss zu Beginn ein wenig für die Technik »geworben« werden, da viele Patienten auf die Vorstellung des Konzepts zunächst misstrauisch reagieren. Als Hürde erweist sich häufig die Ablehnung des eigenen Inneren Kindes und der damit verbundene Widerwille, Kontakt mit einem fremden, seinerseits abweisenden Wesen aufzunehmen. Die eingangs erwähnten Vorteile des Konzeptes müssen also gut erklärt und im Alltag zunächst langsam und regelmäßig erfahrbar sein.

Es kann helfen, die Besonderheiten der Erinnerungen an traumatische Ereignisse im Rahmen einer Art psychoedukativen Unterrichts aufzugreifen und deshalb die Einführung eines handhabbaren Konzeptes zum Umgang damit vorzuschlagen. So können auch die Symptome, unter denen die Betroffenen täglich leiden, direkt mit dem Konzept und seinem Nutzen verknüpft werden.

Die unterschiedlichen Symptome und Zustände der Betroffenen werden sodann im übertragenen Sinne zur Gestalt des Inneren Kindes zusammengefasst, dabei kann auch die Unterscheidung zum inneren Erwachsenen herausgearbeitet werden. Wird dann deutlich, dass es nicht die erwachsene Person im Hier und Heute ist, die sich verstoßen oder beschmutzt fühlt, sondern ihr inneres Kind, so kann dann die erwachsene Person im nächsten Schritt entscheiden, ob sie die Verantwortung für dieses, ihr inneres Kind, übernehmen will.

Wer sich dazu verpflichtet, darf in schwierigen Situationen nicht selbst zum Kind werden, da sonst nur eingeschränkte Möglichkeiten der emotionalen und kognitiven Verarbeitung zur Verfügung stehen. Die Bestätigung alter Glaubenssätze wie »Ich kann das sowieso nicht, dafür bin ich zu blöd!« wäre die Folge. Solche Glaubenssätze prägen häufig die inneren Dialoge traumatisierter Menschen, die dann hauptsächlich lieblose erwachsene Anteile im Umgang mit bedürftigen inneren Kindern bei sich beobachten können. (Zur konkreten Auseinandersetzung mit diesem Phänomen findet sich das Übungsblatt »Liebevolle und lieblose Erwachsene« im Downloadbereich dieses Buches.)

Die erwachsene Person muss vielmehr sehr gut im Bewusstsein verankert und gestärkt werden, um in der Folge Partei für das Kind ergreifen und einen neuen Weg einschlagen zu können.

Ressourcenarbeit → Im ersten Schritt lernen die Patientinnen und Patienten unterschiedliche Innere-Kind-Zustände kennen. Besonders zu Beginn einer Therapie, wenn die Patienten sich in der Stabilisierungsphase befinden, steht der Kontakt zum intakten, dem Leben zugewandten Kind im Vordergrund der Arbeit. Mit etwas Übung sind verschiedene innere Kindpersönlichkeiten unterscheidbar, und mit allen muss auf unterschiedliche Weise umgegangen werden. Der Umgang mit diesem Kind ermöglicht den Betroffenen Zugang zu neuen oder verschütteten Quellen der Kraft. Sie erinnern sich an Situationen, in denen sich das Kind wohlfühlte; sie finden Orte, an denen es sich sicher und geborgen fühlte, und vielleicht tauchen auch Menschen auf, mit denen es gerne zusammen war. Welche Tätigkeiten übte das Kind gerne aus? Dies alles sollten sich die Patienten von ihrem inneren Kind detailliert zeigen oder beschreiben lassen, vielleicht in Form eines imaginativen Gesprächs oder in Form einer

Imagination oder Fantasiereise. Wenn es möglich ist, können Patienten diese Erkenntnisse auch aufschreiben oder malen, um sie für sich festzuhalten und später leichter wieder aufrufen zu können.

Es gibt immer wieder Traumatisierte, die zunächst den Eindruck haben, es habe keine guten Momente in ihrer Kindheit gegeben. Manche wehren sich regelrecht dagegen, sich an solche Momente zu erinnern, vielleicht aus Sorge, man wolle ihnen ihr Leid absprechen. Hier ist es die Aufgabe der Pflegekraft, den Betroffenen zu vermitteln, wo Menschen Kraft zur Heilung sammeln können.

Die Praxis zeigt, dass im Rahmen dieser Ressourcenarbeit bei vielen Patienten immer wieder Erinnerungen an schmerzliche Erfahrungen des Kindes auftreten. Hier ist es empfehlenswert, zu versuchen, diese Erinnerungen vermittels imaginativer Distanzierungstechniken wie der Tresorübung unter Kontrolle zu bringen und ihnen so den Schrecken zu nehmen.

Wenn Patienten auf diese Weise üben, sich dem inneren Kind zuzuwenden, das sich in schmerzhaften, aber nicht traumatischen Situationen befindet, so ist dies eine sehr gute Vorbereitung auf Zeiten, in denen sie auch das traumatisierte innere Kind trösten müssen.

Erwachsene Anteile und Verantwortung stärken → Um sich mit dem inneren Kind beschäftigen zu können, sollten Patienten im Alltag erkennbar als Erwachsene agieren und auch überwiegend so empfinden. Hilfreich ist also alles, was die erwachsenen Seiten der Patientin stärkt und weiter fördert.

Interventionen von pflegerischer Seite auf diesem Gebiet weisen idealerweise Elemente einer guten Erziehungsberatung auf. Die Patientin erhält für den Umgang mit ihrem »schwierigen« inneren Kind Tipps, die sie auch in einer Müttergruppe bekommen würde, z. B. wie man wirksam für einen strukturierten Tagesablauf sorgt, Sicherheit und Geborgenheit vermittelt, erklärt, warum es auch Erwachsenen einmal nicht so gut geht, wie man sich effektiv Hilfe holt, Gefühle ausdrückt, ohne andere zu verletzen und vieles mehr.

Wenn die Patienten nicht wissen, was sie tun sollen, insbesondere in Zeiten, in denen sie »allein« mit ihrem inneren Kind sind (z. B. nachts, wenn Albträume auftreten), so ist ihre Not durchaus ernst zu nehmen, jedoch darf ihnen ihre Verantwortung nicht abgenommen werden. Pflegende sollten hier keine »Spieltherapie« anbieten oder für Ablenkung sorgen, also keinesfalls die Elternrolle übernehmen. Ist einmal keine andere Lösung zu finden und Pflegende müssen aktiv eingreifen, so sollten sie dies begleitend auch entsprechend kommentieren und die Patienten ermutigen, es nach diesem Vorbild das nächste Mal selbst zu versuchen, beispielsweise so: »Ausnahmsweise werde ich Ihnen jetzt mal einen Beruhigungstee kochen und Ihnen noch etwas vorlesen, aber ich bin davon überzeugt, dass Sie das beim nächsten Mal, wenn sie einen Albtraum hatten, selbst sehr gut machen werden.«

Identifikation der Ich-Zustände unterstützen → Den Prozess der eigenverantwortlichen Versorgung innerer Zustände kann man dadurch einleiten, dass die Identifikation der jeweiligen Zustände bzw. Altersstufen geübt wird. Bewusstes und gezieltes Arbeiten mit dem Inneren Kind ist nur möglich, wenn Patienten sich nicht völlig mit dem Inneren Kind identifizieren. Pflegende können diese Distanzierung unterstützen.

Die wichtigste Information hierzu ist: Regression korreliert mit Anspannung. Viele Patienten stellen fest, dass die Regression, also das »Zum-Kind-Werden«, umso weiter geht, je höher die Anspannung, beziehungsweise der Stress steigt. Die Patienten können jedoch lernen, ihre persönliche Anspannung sicher einzuschätzen, am besten in Anlehnung an die DBT auf einer Skala von 0% bis 100%. Man kann den Patienten auch ein Gummiband aushändigen, das sie so stark spannen sollen, wie es ihrem persönlichen Befinden entspricht. Auf einer Skala können sie dann ablesen, wie stark die Anspannung in Relation zur »normalen« Spannung ist. Auf diese Weise können die Patienten Rückschlüsse ziehen, wohin ihr inneres Erleben im Moment tendiert: eher zum Kind oder eher zum Erwachsenen.

Es ist für die klare Trennung zwischen Erwachsenem und Kind auch hilfreich, bestimmte »Anker« zu setzen, die den jeweiligen Zustand markieren und verdeutlichen. Solche Anker sind meistens Symbole, die für einen bestimmten Zustand stehen, wie z. B. ein Foto der eigenen, realen Kinder der Patienten als Erinnerung daran, dass sie heute erwachsen und Eltern sind. Als Anker für das innere Kind fungiert meistens ein Stofftier oder ein anderes Spielzeug, manche Patienten haben auch verschiedene Anker für unterschiedliche innere Kinderpersönlichkeiten, die sie auf diese Weise aktivieren können.

Das Innere Kind versorgen → Kindliche Bedürfnisse verändern sich. Benötigen Säuglinge und Kleinkinder beispielsweise sehr basale Zuwendungsrituale wie wiegende Bewegungen, Wärme, nährende Getränke wie Kakao, haben ältere Kinder vielleicht eher das Bedürfnis nach Freundschaft, Aktivitäten in der Gemeinschaft wie Sport oder Spiel. Diese Hinweise kann man auch Patienten geben, wenn sie anfangs gar keine eigenen Ideen für konkrete Versorgungsansätze haben. Dafür gibt es ein Informationsblatt für Patientinnen und Patienten im Downloadbereich dieses Buches.

Wenn innere Kinder Unterstützung oder Hilfe in Form von Trost und Anerkennung und liebevoller Zuwendung benötigen, ist es sehr hilfreich, wenn Pflegende die erwachsene Person bei der Suche nach hilfreichen Zuständen und inneren Bildern unterstützen, aber nicht die Aufgabe für sie übernehmen. Patienten, die sich häufig unkontrolliert in Inneren-Kind-Zuständen befinden, sind nicht selten damit beschäftigt, »ideale Eltern« zu suchen – und zwar im »Außen«, vielleicht bei Pflegenden, Therapeuten oder zu Hause beim Partner, bei Freunden, manchmal sogar bei den eigenen Kindern.

Für solche Patienten, die vielleicht auch Angst haben, ganz allein die Verantwortung für das innere Kind zu übernehmen, kann die Möglichkeit imaginativer Versorgung ein erster Schritt sein. Zum einen ist es möglich, hilfreiche Wesen zu imaginieren, die dem Kind das geben, was es im Moment am nötigsten braucht: vielleicht Trost, Ablenkung oder Spaß, Schutz und Geborgenheit. Die Patienten stellen sich vor, dass ein ihnen angenehmes hilfreiches Wesen wie z. B. ein Engel, ein Zauberer, eine gute Großmutter oder eine Tiergestalt diese Versorgung übernimmt. Es ist wichtig, sehr konkret Bilder zu entwickeln: dass die Großmutter Milchreis kocht, dass der Zauberer einen Schutzkreis um das Kind legt, dass eine Löwenmutter böse Schatten vertreibt usw. Diese Übungen können unterstützend angeleitet werden, sie können auch direkt im Gespräch mit der Patientin entwickelt und etabliert werden, indem man präzise nachfragt und sich Details – am besten aus verschiedenen Sinnesbereichen – beschreiben lässt, bis man selbst als Außenstehender ein detailliertes Bild vor dem geistigen Auge hat.

Je häufiger Patienten mit diesen inneren Bildern arbeiten, umso leichter sind sie in belastenden Situationen abrufbar. Solche Situationen sind häufig dadurch gekennzeichnet, dass Gefühle, Gedanken oder Körperreaktionen bei den Patienten angetriggert werden, die in Wirklichkeit zu den Situationen der Vergangenheit gehören, in denen das Kind schlecht behandelt wurde oder sich verlassen, hilflos, verzweifelt und ohnmächtig fühlte.

Betroffene sind in der Regel sehr dankbar, wenn sie erfahren, wie man ganz deutlich zwischen Hier und Jetzt und Dort und Damals unterscheiden kann. Dies geschieht mittels eines »Realitäts-Checks«, der dazu dient, dass die Betroffenen sich im »Heute«, also in der Realität des Augenblicks und als erwachsene Personen, wiederfinden: »Jetzt schauen Sie doch mal mit mir zusammen in den Spiegel – was würden Sie sagen, wie alt Sie sind? Wo befinden Sie sich hier? Richtig, dies ist Ihr Zimmer, erkennen Sie die Gegenstände, die Sie um sich herum aufgebaut haben? Schauen Sie mal hierher, auf das Foto von Ihren Kindern – heute sind sie doch selbst schon Mutter, die Gefühle, die Sie jetzt gerade spüren, gehören doch eindeutig zu einer früheren Situation.« Diese und ähnliche Interventionen wie: »Schauen Sie mich an, ich bin Krankenschwester Anja Maria Reichel, Sie kennen auch meinen Namen, sagen Sie ihn doch bitte

einmal laut.« haben eine recht gute Wirkung und beruhigen die Betroffenen meist unmittelbar. Auch Ortswechsel, Orientierung im Raum und Körperübungen können hilfreich sein.
Die Unterstützung bei der Zuordnung von Gefühlen, Gedanken und Körperreaktionen zum jeweiligen inneren Altersbereich ist ein Hauptarbeitsfeld traumasensibel Pflegender. Dabei eignet sich zumeist die Form des Dialoges: »Gehört dieses Gefühl der Angst vor der Körpertherapiegruppe zur erwachsenen, 45-jährigen Studienrätin oder zum achtjährigen Mädchen von damals, das im Sportunterricht ausgelacht wurde?«
Ist die Orientierung im Hier und Jetzt für die erwachsene Person bereits gelungen, sollte sie dazu angeregt werden, das Innere Kind mit seinen aktuellen Bedürfnissen zu versorgen, damit die innere Anspannung auch langfristig abgebaut werden kann. Die eigene Selbstberuhigungskompetenz wird auf diese Weise enorm gestärkt.
Mit dieser Fähigkeit sind die Patientinnen und Patienten auch auf aufdeckende Traumatherapien gut vorbereitet. Die Versorgung verletzter und bedürftiger innerer Anteile nach Expositionssitzungen ist eine Basis für die effektive Verankerung gesundheitsförderlicher Gedanken über sich selbst.

Traumabearbeitung

Die Traumabearbeitung sollte ausschließlich durch entsprechend qualifizierte Psychotherapeuten – ärztliche und psychologische Psychotherapeuten bzw. approbierte Kinder- und Jugendpsychotherapeuten – erfolgen (Flatten u. a. 2013). Das grundsätzliche Wirkprinzip hierbei ist die Konfrontation der Betroffenen mit den Erinnerungen an das störungsauslösende Trauma unter geschützten Bedingungen. Die Zielsetzung ist die erfolgreiche Integration dieser belastenden Erfahrungen in das »normale« Gedächtnis der Betroffenen, die so zu erinnerbaren, aber nicht mehr symptomauslösenden oder belastenden Biografiebestandteilen werden.
Es gibt verschiedene Konfrontationsmethoden, die je nach individuellen Behandlungsbedürfnissen und Zielsetzungen für die Therapie ausgewählt werden. Zwar fallen Auswahl und Durchführung der Konfrontationsmethodik nicht in die Domäne der psychiatrischen Pflege, aber da psychiatrisch Pflegende oft in die Vorbereitung und Nachsorge eingebunden sind, sollten sie die verwendete Technik, ihre Besonderheiten und ihre speziellen Wirkfaktoren kennen. Zwei sehr verbreitete und bereits stark manualisierte, also für die klinische

Anwendung ausgearbeitete konfrontative Ansätze sollen deshalb kurz vorgestellt werden:

Kognitiv-behaviorale Traumatherapie → Sie hat zum Ziel, die Traumafolgesymptomatik zu reduzieren und Ressourcen zu aktivieren, um die Handlungskompetenz der Betroffenen allgemein, aber auch im Umgang mit den Symptomen zu erhöhen. Diese Technik kann bei allen Formen der komplexen Traumafolgestörungen angewandt werden. Insbesondere bei vermeidenden und angstbetonten Symptomstellungen wirkt diese Technik durch die kognitive Umstrukturierung ungünstiger gedanklicher Verknüpfungen effektiv. Wirkprinzip ist die Konfrontation mit den Erinnerungen bzw. Erinnerungsbruchstücken in der Vorstellung, in der angstbesetzten Situation oder durch Erzähl- bzw. Schreibprozesse.

EMDR (Eye Movement Desensitization and Reprocessing) → Auch diese Methode kann bei allen Formen komplexer Traumafolgestörungen angewandt werden, insbesondere fragmentierte und damit schwer zugängliche Erinnerungsmuster sind mit dieser Technik gut reintegrierbar und können damit einer Therapie überhaupt erst zugänglich gemacht werden. Diese Technik macht sich folgendes Wirkprinzip zunutze: Während der Patient sich in der Vorstellung das traumatisierende Ereignis mit möglichst vielen Sinnesqualitäten wieder vor Augen ruft, wird gleichzeitig eine schnelle Augenbewegung herbeigeführt, indem der Patient mit den Augen bestimmten Fingerbewegungen des Therapeuten folgt. Diese Augenbewegungen imitieren die schnellen Augenbewegungen von Menschen während der Tiefschlafphase (REM-Phase), in der auf natürliche Weise Informationen im Gehirn sortiert und eingeordnet werden. So wird sozusagen künstlich eine Neuformation der gespeicherten Erinnerungen im Gehirn ausgelöst und die Desensibilisierung gegenüber symptomauslösenden Außenreizen gefördert.

Neben den konfrontativen Methoden sind auch psychodynamische Methoden der Traumabearbeitung im Einsatz. Allen gemeinsam ist, dass die Bearbeitung der Traumafolgesymptomatik in einem imaginären Raum stattfindet (Sack & Sachsse 2013). Reddemann (1998) spricht dabei von der sogenannten »Inneren Bühne«. Diese hilft dabei, die gesamte Problematik auf einer Metaebene zu bearbeiten und damit reflektierend eine Distanzierung von den traumatischen Erinnerungen und Symptomen zu erreichen. Auch die traumatischen Erinnerungsfragmente auf der sensomotorischen, bildhaften und verbalen Ebene können mithilfe dieser Techniken gut in die Lebensgeschichte integriert werden.

Sehr bekannt sind auf diesem Gebiet beispielsweise die Psychodynamisch Imaginative Traumatherapie (PITT) nach Reddemann und die psychodynamische Traumatherapie. Einen weiteren Ansatz stellen die narrativen Therapietechniken dar, die zuvorderst auf die Versprachlichung von belastenden Erfahrungen als Hauptwirkfaktor setzen. Bei dissoziativen Identitätsstörungen als Folge komplexer Traumatisierungen schließlich wird auch die sogenannte »Ego-State-Therapie« eingesetzt, die eine Kooperation und Integration verschiedener Persönlichkeitsanteile anstrebt und somit die Selbstregulationsfähigkeit der Betroffenen fördert. Sie gehört zu den sogenannten hypnotherapeutischen Verfahren.

Vorbereitung von Traumaexpositionssitzungen

Im nächsten Praxisbeispiel wird eine typische Vorbereitungssituation für eine Traumaexpositionstherapie vorgestellt. Die Therapeutin hat bereits über die Expositionstechnik informiert und mit der Patientin besprochen, um welches traumatische Ereignis es gehen soll. Die Bezugspflegekraft übernimmt den Teil der Vorbesprechung, der einer effektiven Nachsorge nach der Sitzung dient.
Diese Vorbesprechung soll zum einen die Patienten auf die Therapiesitzung und vor allem auf die dazugehörige gute Selbstfürsorge vorbereiten, zum anderen erhält die Pflegekraft ein genaueres Bild von den möglichen Bedürfnissen der Patienten, lernt besonders zu beachtende individuelle Faktoren kennen, aber auch vorhandene Ressourcen.
Wird auf eine solche Vorbesprechung verzichtet, so zeigt sich in der Praxis häufig, dass die Patienten im erschöpften und belasteten Zustand nach der Traumaexpositionssitzung keinen Zugang zu diesen bereits erschlossenen oder neu erworbenen Ressourcen der Selbstversorgung finden. Hat die nachbetreuende Pflegekraft dann ebenfalls keine aktuellen Informationen, kann es zu verzögerten oder ganz rudimentären und vielleicht auch selbstschädigenden Selbstfürsorgeaktivitäten kommen. Deshalb ist die Nachsorge mindestens genauso wichtig wie die fachgerechte Expositionstechnik an sich.

Beispiel Die Pflegekraft Frau Wieter hat sich mit ihrer Bezugspatientin Frau Neunert zum Gespräch verabredet. Frau Neunert hat am nächsten Tag um 9:00 Uhr eine Traumaexpositionssitzung mit ihrer Therapeutin. Frau Wieter wird die Nachsorge übernehmen. Im heutigen Bezugspflegetermin soll es um die Vorbereitungen gehen.
Pflegekraft: »Hallo Frau Neunert, wir haben jetzt unseren Gesprächstermin, prima, dass das geklappt hat. Geht es Ihnen gut?«

Frau Neunert: »Hallo Frau Wieter, danke der Nachfrage – na ja, ich bin wirklich einigermaßen aufgeregt wegen morgen.«

Pflegekraft: »Das verstehe ich. Sich mit belastenden Dingen zu beschäftigen ist ja immer mit Anspannung verbunden. Ich habe mich heute mit Ihnen verabredet, damit wir Ihre Traumaexpositionssitzung morgen gut vorbereiten können – vielleicht können Sie nach unserem Termin ja auch schon mal etwas Gutes für sich tun, auch als Vorbereitung für morgen, damit Sie Kräfte tanken können. Wir können ja gleich auch überlegen, was da hilfreich sein könnte.«

Frau Neunert: »Okay.«

Pflegekraft: »Wenn Sie jetzt erst einmal an die morgige Sitzung denken: Um welches Lebensalter wird es da denn voraussichtlich gehen?«

Frau Neunert: »Hm ... so etwa um das Alter von acht Jahren. Ja, so ungefähr wird das sein.«

Pflegekraft: »Ah ja, okay – es ist nämlich wichtig, das schon vorher zu wissen, damit wir uns bei der Arbeit mit dem Inneren Kind in der Nachbetreuung auf Ihre inneren Bedürfnisse einstellen können. Dann frage ich Sie zunächst mal ein paar praktische Dinge für die Sitzung. Da Sie ja schon einige Male Sitzungen hatten, kennen Sie den Therapieraum ja bereits – oder wollen Sie ihn vorher gern noch mal sehen?«

Frau Neunert: »Ach, das ist eigentlich nicht nötig.«

Pflegekraft: »Schön. Soll der Therapieraum denn irgendwie speziell vorbereitet werden? Damit meine ich zum Beispiel: Soll er lieber kühl oder gut geheizt sein? Welche Beleuchtung soll ich einschalten – helles Licht oder eher etwas gedämpft?«

Frau Neunert: »Also für mich ist es am besten, wenn der Raum nicht zu warm und gut gelüftet ist – da riecht es manchmal so komisch drin, finde ich. Letztes Mal hatte ich mir extra noch ein Duftöl mitgenommen. Licht ist mir eigentlich egal.«

Pflegekraft: »Dann werde ich den Raum gleich, wenn ich zum Dienst komme, ordentlich lüften und danach die Heizung ganz klein anstellen. Wenn Sie möchten, lege ich Ihnen auch gleich ein Duftvlies auf den Heizkörper – was mögen Sie denn da gern riechen?«

Frau Neunert: »Zitrusdüfte mag ich gerne.«

Pflegekraft: »Gut, habe ich aufgeschrieben. Ich würde dann den Deckenfluter anschalten und die Tür auflassen, falls Sie schon etwas eher in den Raum gehen möchten – nehmen Sie denn auch etwas mit, zum Beispiel Ihren Notfallkoffer?«

Frau Neunert: »Ja, den wollte ich mitnehmen.«

Pflegekraft: »Sehr gut. Was ist denn da aktuell drin?«
Frau Neunert: »Also, ich habe da einen Igelball, Schnupftabak, scharfe Kaugummis und ein Bild von meiner Tochter drin.«
Pflegekraft: »Das hört sich gut an. Wirken diese Dinge denn auch, wenn Sie so richtig im Hochstress sind – also auch, wenn Sie dissoziieren?«
Frau Neunert: »Na ja, also der Igelball wirkt dann eigentlich nicht mehr so richtig. Schnupftabak ist da nicht schlecht, aber manchmal, wenn es schon fast zu spät ist, bekomme ich den nicht mehr aus der Dose heraus, da muss man so kompliziert herumfummeln ...«
Pflegekraft: »Hm, vielleicht können wir das Ganze ja noch ein wenig ergänzen. Wie wäre es, wenn ich bei der Vorbereitung des Raumes noch ein Eispack unter Ihren Stuhl lege? Damit hatten wir doch letztens gute Erfahrungen gemacht, als Sie sich das während eines dissoziativen Zustands in den Nacken gelegt haben.«
Frau Neunert: »Ja, das ist eine gute Idee.«
Pflegekraft: »Für den Raum wäre jetzt aus meiner Sicht gesorgt – eine Decke und Taschentücher sind sowieso immer im Raum. Vielleicht sollten wir jetzt einmal an die Zeit direkt nach der Sitzung denken – ich nehme an, Sie möchten direkt im Anschluss erst mal auf Ihr Zimmer gehen, richtig?«
Frau Neunert: »Ja, genau, ich denke, dass ich wie immer erst mal sehr erschöpft sein werde – letztes Mal hatte ich auch so starke Unterleibschmerzen und mir war sehr kalt. Vielleicht lege ich mich direkt ins Bett.«
Pflegekraft: »Okay – was das Zimmer betrifft, würde ich Ihnen das gern vorbereiten, während Sie in der Sitzung sind. Ich würde kurz durchlüften und die Heizung schön warm einstellen, ich kann auch gern eine Wärmflasche vorbereiten und in eine Decke wickeln. Die Therapeutin wird Sie nach der Sitzung direkt ins Zimmer begleiten.«
Frau Neunert: »Ja, das wäre gut.«
Pflegekraft: »Was das Thema Bett betrifft, sollten wir vielleicht erst mal abwarten – ich erinnere mich an eine Therapiesitzung, in der Sie einen Missbrauch bearbeitet haben, der im Bett stattfand. Sie konnten es daraufhin im Bett gar nicht gut aushalten und wir hatten viel Arbeit, Sie aus dem Hochstressbereich immer wieder herunterzubringen.«
Frau Neunert: »Das stimmt –, aber wenn ich so starke Unterleibsschmerzen habe, weiß ich gar nicht, wohin mit mir, außer ins Bett.«
Pflegekraft: »Da finden wir bestimmt Alternativen, wenn es so sein sollte. Sie könnten ja mit der Wärmflasche und einer Decke auch auf das Sofa im Fernsehraum gehen, oder ich bereite Ihnen die Liege auf der Terrasse vor, wenn es nicht zu kühl draußen ist.«

Frau Neunert: »Okay, können wir ja dann sehen. Ach ja: Wichtig wäre mir noch, dass Sie nicht anklopfen, wenn Sie in mein Zimmer kommen. Das erschreckt mich immer total, und ich fühle mich dann dauernd angespannt. Sie können einfach vorsichtig reingucken und, falls ich nicht schlafe, mich leise ansprechen.«

Pflegekraft: »Gut, dass Sie das sagen – ich hätte sicher angeklopft. Nun lassen Sie uns noch mal überlegen, wie Sie sich den morgigen Tag über gut versorgen können – und vor allem auch das verletzte Innere Kind, um das es gehen soll. Fangen wir einmal mit den Imaginationsübungen an: Gibt es da eine, die besonders zuverlässig wirkt und die Sie auch gern mögen?«

Frau Neunert: »Ja, die Übung ›Der Innere Garten‹.«

Pflegekraft: »Machen Sie diese Übung selbstständig oder hören Sie sie von einer CD?«

Frau Neunert: »Nein, leider habe ich die nicht zum Hören, und wenn ich sehr belastet bin, schaffe ich es auch meistens nicht, sie mir allein vorzustellen. Ich dachte, dass Sie mir die Übung vorlesen könnten.«

Pflegekraft: »Klar, das mache ich gern. Ich habe in meinen Aufzeichnungen gesehen, dass Sie beim letzten Mal auch eine Aromaölmischung gegen Unterleibskrämpfe als Kompresse erhalten haben – hat das gut geholfen?«

Frau Neunert: »Ja, das war toll, die habe ich unter die Wärmflasche auf den Bauch gelegt. Damit konnte ich es aushalten, ohne eine Tablette zu nehmen.«

Pflegekraft: »Gut, dann suche ich mir das Rezept schon einmal heraus, falls wir es wieder brauchen. Jetzt sollten Sie noch einmal genau überlegen, was das Innere Kind, um das es morgen gehen soll, am nötigsten brauchen könnte. Wie wird sich die Achtjährige fühlen, was kann ihr helfen?«

Frau Neunert: »Ach, das ist immer schwierig. Wenn ich mich um sie kümmern will, ist sie oft so ablehnend oder misstrauisch ..., obwohl ich merke, dass sie eigentlich getröstet werden möchte.«

Pflegekraft: »Wie könnten Sie ihr denn Trost zukommen lassen, wenn sie Ihnen gegenüber eher reserviert ist?«

Frau Neunert: »Das weiß ich oft selbst nicht. Manchmal habe ich einfach zu ihr gesagt, dass ich das verstehen kann, dass sie mir nicht vertraut. Ich habe mich ja schließlich ganz lange gar nicht um sie gekümmert. Aber das hat die Situation nicht wirklich verbessert.«

Frau Neunert: »Ich glaube, dass es ein guter Anfang ist, dem Kind erst mal zu signalisieren, dass Sie Verständnis für sein Verhalten haben. Auf diese Weise kann dann ganz langsam Vertrauen entstehen. Trotzdem wäre es gut, wenn das Kind versorgt wird. Vielleicht können Sie dem Mädchen einen inneren

Helfer schicken, der gut trösten kann und dem es auch vertraut. Kennen Sie so einen Helfer?«

Frau Neunert: »Ich weiß nicht so recht ... mit meiner Therapeutin habe ich schon einmal in einer Imaginationsübung eine innere Helferin entwickelt. Das war eine liebe Großmutter, bei der das Mädchen bleiben konnte und die mit ihm zusammen Kekse gebacken und gesungen hat. Die konnte dem Mädchen sogar über den Kopf streicheln – das könnte ich selbst gar nicht machen.«

Pflegekraft: »Das hört sich doch gut an! Ich empfehle Ihnen, heute Abend vor dem Zubettgehen noch einmal ganz genau diese innere gute Großmutter zu imaginieren und sie zu fragen, ob sie sich morgen ein wenig um das achtjährige Mädchen kümmern kann. Vielleicht mögen Sie auch ein Bild von dieser Großmutter und ihrer Küche malen, in der Kekse gebacken werden können. Ich bin sicher, dass das morgen eine gute Quelle für Trost sein wird.«

Frau Neunert: »Ja, das versuche ich mal.«

Pflegekraft: »Ich glaube, wir haben jetzt schon viele nützliche Dinge besprochen, die Sie morgen gut gebrauchen können, um sich gut zu versorgen. Vielleicht fällt uns zum Abschluss noch etwas auf der äußeren Ebene ein, was wir ganz praktisch zur Versorgung Ihres inneren Kindes tun können. Ich meine damit Aktivitäten, die guttun könnten, oder auch etwas auf der Ebene der fünf Sinne oder etwas zum Sich-selbst-Verwöhnen – ein leckeres Gericht etwa, das Sie selbst und ihr inneres Kind mögen. Es ist oft sehr effektiv, etwas aufzugreifen, das das Kind von damals sich immer gewünscht, aber nie bekommen hat. Fällt Ihnen dazu etwas ein?«

Frau Neunert: »Da müsste ich wohl etwas länger überlegen. Vielleicht fällt mir noch etwas Gutes ein. Was die Kleine aber auf jeden Fall sehr gerne mochte, ist Eis essen. Ich könnte vielleicht heute Nachmittag noch einmal zum Supermarkt gehen und mir ein schönes Eis für morgen aussuchen.«

Pflegekraft: »Das ist sicher ein guter Plan! Und falls Ihnen noch weitere Dinge oder Aktivitäten einfallen, vielleicht auch ganz spontan, dann sehen wir morgen, ob wir das umsetzen können. Okay?«

Frau Neunert: »Okay.«

Pflegekraft: »Also ich habe mir jetzt viele Notizen gemacht und fühle mich ganz gut darauf vorbereitet, Sie morgen nach der Sitzung zu unterstützen. Haben Sie jetzt noch Fragen oder möchten mir etwas sagen?«

Frau Neunert: »Im Moment fällt mir nichts weiter ein.«

Pflegekraft: »Prima, dann sehen wir uns morgen früh um 08:30 Uhr direkt vor der Sitzung, da können wir eventuell noch kurzfristig Dinge regeln. Ich werde dann auch den Raum bereits vorbereitet haben. Bis dann!«

Frau Neunert: »Ja, bis morgen, vielen Dank!«

Begleitung von Traumaexpositionssitzungen

Während der Traumaexpositionssitzungen können Pflegende anwesend sein, wenn dies zum Beispiel die Patienten als unterstützende Begleitung wünschen. In manchen Situationen wünschen sich auch Therapeuten, dass Pflegende während der Therapiesitzung anwesend sind, etwa bei Patienten, die bestimmte Situationen verkennen könnten. Dann kann ein Zeuge hilfreich sein.

Dies ist jedoch die Ausnahme und nicht die Regel. In den 1990er-Jahren bis Beginn der 2000er-Jahre wurden sämtliche Traumaexpositionssitzungen von Pflegenden begleitet. Für Pflegende auf Traumatherapiestationen bedeutete das, ungefähr an zwei Traumaexpositionen pro Woche teilnehmen zu müssen. Die damalige Neuartigkeit des therapeutischen Ansatzes schien eine Absicherung gegen Retraumatisierungsvorwürfe, insbesondere für männliche Therapeuten, die Patientinnen behandelten, erforderlich zu machen. Eine inhaltliche Übergabe seitens des Therapeuten an die Pflegekraft nach der Sitzung war durch diese Vorgehensweise nicht erforderlich, eine Vorbesprechung wie im letzten Praxisbeispiel war jedoch bereits üblich. Die Pflegenden verließen im Anschluss an die Sitzung gemeinsam mit den Patienten den Therapieraum und begannen mit der Nachsorge.

Diese Praxis wurde von den damals so tätigen Pflegekräften inhaltlich lange verteidigt, obwohl es erste Anzeichen für sekundäre Traumatisierungssymptome gab. Dieses Risiko sollte keinesfalls unterschätzt werden – mittlerweile konnte belegt werden, das Pflegende hier besonders gefährdet sind (Rixe & Luderer 2017). Vorrangig fielen emotionale Abstumpfung, Schlafstörungen, Übersensibilität bezüglich eigener Familienmitglieder und ähnliche Erscheinungen auf. Problematisch erwies sich vor allem, dass die mit im Raum befindliche Pflegekraft, die ebenso wie der durchführende Therapeut sämtliche Details der zum Teil abnormen und abscheulichen Geschehnisse hörte, zur Untätigkeit verurteilt war. Nicht selten wurden die Sitzungen von extremen Körperreaktionen begleitet, die das Ganze auch nach Jahren noch so aussehen ließen, als geschehe es gerade wieder. Während der Therapeut jedoch hoch konzentriert sowohl auf die Arbeitstechnik als auch auf die Reaktion der Patienten und die Steuerung dieser Reaktionen fokussierte, musste die Pflegekraft alles passiv mit anhören und hatte wenig Möglichkeiten, das »Kino im Kopf« in irgendeiner Weise auszuschalten.

Dennoch empfanden die Pflegenden den Vorschlag, zukünftig nicht mehr bei den Sitzungen anwesend zu sein, sondern vom Therapeuten nur noch einen standardisierten Übergabebogen zu erhalten, ähnlich einem OP-Bericht in der somatischen Medizin, als möglichen Nachteil für ihre Nachsorgearbeit:

»Ich weiß dann doch gar nichts darüber, in welchen Körperregionen vielleicht Flashbacks auftreten können«, oder »Ich kann dann doch gar nicht mehr einschätzen, was die Patientin am meisten belastet« waren einige der geäußerten Bedenken.
Tatsächlich zeigte sich, dass das neue System die Pflegenden weniger belastete und das Risiko für sekundäre Traumatisierungen senkte. Auch die Patienten konnten sich nach kurzer Zeit gar nicht mehr vorstellen, einen stummen Zeugen in der Ecke des Therapieraumes zu wissen. In ganz seltenen Fällen wird heute noch eine Begleitung gewünscht und dann auch möglich gemacht.

Nachsorge von Traumaexpositionssitzungen

Die Nachsorge der aufdeckenden Traumasitzungen beginnt also mit der Übergabe durch den Therapeuten. Diese Übergabe sollte folgende Aspekte beinhalten, um eine qualifizierte Nachsorge zu ermöglichen, die den Effekt der Therapiesitzung noch deutlich verstärken kann:

Dokumentationsbogen für Traumaexpositionssitzungen

- Um welches Lebensalter geht es?
- Um welche Art der Traumatisierung geht es? Hier sind lediglich kurze Stichworte notwendig wie beispielsweise »Sexualisierte Gewalt«, »oral/vaginal/anal«, »Gewalt« »Verbale Gewalt«, »Eingesperrtsein« usw. Wichtig ist, dass in den Krankenakten die Täter nicht identifizierbar genannt werden (z.B. als Vater, Bruder, Tante), um die Patienten davor zu schützen, dass ohne ihre Einwilligung, Kostenträger mit Regressansprüchen auf diese Täter zugehen könnten. Der Therapieerfolg könnte durch die drohende juristische Aufarbeitung gefährdet sein.
- Benennung negativer Kognitionen, die die Patienten zu Beginn bearbeiten wollten, etwa »Ich hatte es verdient« oder »Ich kann mich nicht wehren«, ebenso die Benennung der positiven Kognitionen, in die das umgewandelt werden konnte, etwa »Ich konnte nichts dafür«, »Es ist vorbei« usw.
- Gibt es Absprachen zur Inneren-Kind-Arbeit, die im Anschluss erfolgen soll? Hat der Therapeut konkrete Vorschläge zur Versorgung des Inneren Kindes gemacht?
- Eventuelle Triggerreize, die vermieden werden sollten oder zugeordnet werden können? Möglicherweise gibt es dahin gehend auch Orte oder

Situationen, die durch die Exposition bekannt wurden, z. B. im Bett liegen, baden, Kontakt zu Personen, die rauchen usw.
- Welche Emotionen wurden bearbeitet? Konkret benennen: Angst, Wut, Ekel usw.
- Sind Flashbacks aufgetreten oder zu erwarten?
- Sollen im Fall von Schmerzen Medikamente verabreicht werden? Welche?
- Gibt es eine konkrete Empfehlung für hilfreiche Imaginationsübungen, die ggf. bereits in der Traumasitzung angewandt wurden und später nochmals aufgegriffen werden sollen?

Direkt im Anschluss an diese Übergabe sollte die Bezugspflegekraft den Patienten aufsuchen. Es erfolgen erste Absprachen darüber, wie häufig Kontakte stattfinden sollen. In der Regel wird in den ersten Stunden eine relativ hochfrequente, aufsuchende Betreuungsarbeit durch die Pflegenden angeboten – beispielsweise halbstündige Kurzkontakte. Die Patienten werden aktiv bei der Bearbeitung von Emotionen, Körperreaktionen, bei der Arbeit mit dem Inneren Kind oder im Bereich der Hochstress-Senkung unterstützt.

Manchmal kommt es vor, dass Patienten direkt nach der Traumatherapiesitzung zunächst einige Zeit, manchmal auch Stunden, allein sein möchten. Manche möchten auch einen längeren Spaziergang machen, weil sie sich im eigenen Zimmer beengt fühlen oder gehend ihre Gedanken sortieren möchten. Die Gehbewegung, am besten unterstützt durch wechselseitiges Klopfen der Oberarme während einer Art »Selbstumarmung«, greifen unmittelbar den Wirkmechanismus des EMDR-Ansatzes auf (Stimulation des Informationsaustausches zwischen den Gehirnhälften) und sind daher empfehlenswert, wenn die Patienten insgesamt stabil genug sind.

Auch Schlaf unmittelbar nach der Exposition ist hilfreich für die Verarbeitung – sofern die Patienten dies wünschen und Müdigkeit spüren. Im weiteren Verlauf können die Kontakte durch längere Zeitabstände etwas »gestreckt« werden.

Insgesamt empfiehlt sich eine Nachbetreuungszeit von etwa 24 Stunden. In der Nacht können, sofern die Patienten schlafen, einige wenige Blicke durch die Zimmertür ausreichend sein. Manche Patienten leiden jedoch unter Albträumen und benötigen dann vermehrte Unterstützung.

In der Praxis ist zudem das Phänomen zu beobachten, dass ein geringer Anteil an Patienten nach einer Traumasitzung gar keine belastenden Gefühle, Gedanken oder Zustände bei sich bemerkt, sondern sich im Gegenteil sehr befreit

und insgesamt besser fühlt als zuvor. Hier muss darauf geachtet werden, dass in seltenen Fällen sehr negative Gefühle und hohe Anspannung manchmal erst nach zwei oder drei Tagen eintreten können. Auch diese Patienten sollten dann noch einmal eine engmaschigere Nachbetreuung erhalten.
Im ambulanten Bereich sollte eine begleitende ambulante fachpsychiatrische bzw. traumasensible Pflege in Betracht gezogen werden, die die Patienten in den Tagen nach der ambulanten Expositionstherapie zu Hause aufsucht. Ambulante psychiatrische Pflege würde es vielen ambulant arbeitenden Therapeuten ermöglichen, auch Patienten mit aufdeckenden Traumabearbeitungsverfahren zu behandeln, die direkt nach einer Sitzung nicht stabil genug sind, um alleine nach Hause zu fahren. Im Praxisfeld der Autorin sind auch tagesklinische Kurzaufnahmen möglich, während derer Therapeuten der Klinik unter Anwesenheit der ambulanten Therapeuten morgens die Sitzungen durchführen und im Anschluss die Infrastruktur und die Ressourcen der Station bis in den Nachmittag hinein genutzt werden können.

Einbeziehen von Körper und Sinnen

Bei den körperbezogenen Interventionen geht es in einem ersten Schritt um die allgemeine Stabilisierung der Patienten durch ausreichend Bewegung und erst im zweiten Schritt um die Ermöglichung heilsamer Körpererfahrungen, die ihrerseits erst langsam aufgebaut werden müssen, da der Körper Träger der traumatischen Erfahrungen ist und daher bei vielen Betroffenen traumatische Zustände reaktivieren kann. Bei Opfern sexueller Gewalt, Misshandlungen oder Folter wurde der Körper gezielt missachtet, um Macht auszuüben oder um Zugang zur Psyche zu erlangen – daher schalten viele Betroffene ihre Körperempfindungen im Sinne einer Schutzfunktion aus bzw. spalten diese unbewusst ab (Dissoziation). Genau deshalb ist ein Einbeziehen der Sinne und des Körpers wichtig (Sauter 2018b), gleichzeitig aber auch schwierig.
Die Beschäftigung mit dem eigenen Körper kann bei traumatisierten Menschen starke Ängste und traumatische Reaktionen auslösen. Deshalb darf man nicht »mit der Tür ins Haus fallen«, und unreflektiert Atem-, Entspannungs- und sonstige Körperübungen anbieten, sondern muss schonend und kleinschrittig vorgehen. Idealerweise geschieht dies entlang der vier Säulen heilsamer Körpererfahrungen:
Wohltuende Rahmenbedingungen schaffen → Den Körper und die Sinne in die Therapie einladen, z. B. durch bequeme Sitzmöbel im Beratungs- und

Behandlungszimmer, freundliche und strukturierte Farbgebung der Stationsräume, Tassen bzw. Gläser auf dem Tisch, Getränke in greifbarer Nähe, ebenfalls Obst, Kekse oder Ähnliches. Es soll deutlich werden, dass es selbstverständlich ist, neben dem Kopf und der Seele auch den Körper zu versorgen.

Die Bedeutung von Symptomen verstehen und als frühere Schutzmechanismus würdigen → Viele komplex bzw. chronisch Traumatisierte haben ein sehr schlechtes und ablehnendes Verhältnis zu ihrem Körper, weil er sie an traumatische Erfahrungen erinnert. Den Körper zu ignorieren oder zu schädigen hat somit immer eine Selbstschutzfunktion bzw. stellt einen Konfliktlösungsversuch dar. Entsprechend sind alle schädlichen oder ungesunden Verhaltensweisen des Patienten, die seinen Körper betreffen, zunächst in diesem Lichte zu sehen und zu würdigen – seien sie auch noch so bizarr: z. B. sich nicht waschen, sich selbst verletzen, hungern, usw. Erst wenn die Bedeutung der Symptome verstanden ist und sie als eine vormals sinnvolle Schutzreaktion anerkannt werden, wird der Weg frei für die Suche nach Alternativen, sei es, dass der Selbstschutzeffekt durch angemessenere, nicht selbstschädigende Verhaltensweisen erzielt werden kann, sei es, dass bestimmte Formen des Selbstschutzes nicht mehr nötig sind, weil die betroffene Person nun in sicheren Verhältnissen lebt.

Erlernen eines achtsamen Umgangs mit dem Körper → Das Wahrnehmen des Körpers und aller Dinge, mit denen er in Kontakt kommt. Schöne Dinge für die Sinne zum Anfassen und Ansehen, Hören, Schnuppern und Schmecken – eine Schale mit Handschmeichlern oder schönen Steinen auf dem Tisch lädt ein, sich etwas davon zu herauszugreifen und es achtsam wahrzunehmen.

Den Körper schützen und stärken – Ernährung, Körperpflege, Sport → Der achtlose, distanzierte Umgang mit dem Körper spiegelt sich bei vielen Traumatisierten in einem ungesunden Ernährungsverhalten wider, in mangelnder Körperhygiene sowie fehlender körperlicher Bewegung. Das Einbeziehen dieser drei Variablen ist ein erster wichtiger Schritt im Hinblick auf einen gesunden Umgang mit dem Körper.

Nicht wenige traumatisierte Menschen neigen zu exzessivem Zuckerkonsum und entwickeln eine Nikotin- und/oder Koffeinabhängigkeit, was die traumatisch bedingten physiologischen Stresssymptome weiter verstärkt und langfristig das Risiko einer Herz-Kreislauf-Erkrankung drastisch erhöhen kann. Gesunde Ernährung kann die traumatisch bedingten Stresssymptome positiv beeinflussen, bietet bei vorhandenen ungesunden Strategien ein gesundes Gegengewicht, das das Gesamtrisiko senkt, und ist eine ausgezeichnete Genussquelle.

Die ideale Ernährung sollte vitamin-, mineral- und ballaststoffreich sein. Möglichst oft sollte man zu den folgenden Nahrungsmitteln greifen, weil sie Vitamine und Mineralstoffe (insbesondere A, B, C, E sowie Magnesium und Kalium) enthalten, die die Bildung von Hypophysen- und Nebennierenhormonen (sog. »Anti-Stress-Hormone«) anregen:

- Obst und Gemüse
- Joghurt, Quark, Milch
- Eier
- Vollkornprodukte (Getreide, Nudeln, Reis, Brot, Mehl)
- Bohnen, Linsen, Erbsen, Nüsse, Körner, Samen, Weizenkeime, Kleie
- Geflügel, Fisch und Fleisch in kleinen Mengen

Körperliches Training stimuliert die Teile des Nervensystems, die für die Steuerung der Stresshormone verantwortlich sind. Sport verringert die Menge dieser chemischen Stoffe. Daher bewirkt moderater Sport sehr effektiv den Abbau physiologischer Stressreaktionen. Er beruhigt die Nerven, steigert das allgemeine Wohlbefinden, verbessert die Schlafqualität, steigert die Stresstoleranz und das Selbstwertgefühl und reduziert Angst und Depressionen. Extremes und daher zu anstrengendes Training kann diese positiven Effekte jedoch ins Gegenteil verkehren; die Stresshormone werden verstärkt ausgeschüttet und erhöhen dann eher den Stresspegel.

Damit traumatisierte Patientinnen und Patienten von Körperübungen profitieren können, müssen, wie im Kapitel »Milieugestaltung« bereits ausführlich dargestellt, spezifische Voraussetzungen gegeben sein. Dabei spielen die tragfähige Beziehung zwischen Pflegekraft und Patient sowie die Grundsätze Information, Transparenz und Kontrolle die zentrale Rolle. Insbesondere die genaue Information der Patienten über Sinn und Zweck von Körperübungen darf keinesfalls vernachlässigt werden.

Im nächsten Kasten wird ein möglicher Instruktionstext für Körperübungen mit traumatisierten Menschen vorgestellt.

Einleitung von Körperübungen

»Der Körper ist Träger der traumatischen Erfahrungen, und er erinnert sich auch heute noch daran. Man könnte sagen, der Stress ›steckt einem noch in den Knochen‹. Darum ist es z. B. wichtig, sich gut zu ernähren und körperlich zu bewegen. Das hilft, Stressenergien abzubauen. Den Körper in die Arbeit mit einzubeziehen hat aber noch mehr Funktionen: Zum einen kann man den eigenen Körper genauer wahrnehmen lernen. Er ›sagt‹ uns etwa, ob wir uns wohlfühlen oder angespannt sind. Es ist gut und hilfreich, wenn wir diese Signale des Körpers wahrnehmen, denn dann können wir danach handeln. Zum anderen kann man die Erfahrung machen, dass der Körper trotz des erlebten Leidens auch Ort der Entspannung oder Freude sein bzw. werden kann.«

Im Grunde geht es darum, den Patienten zu vermitteln, dass der Körper und die Sinne wichtige und geschätzte Teile der Persönlichkeit sind, die respektvoll behandelt werden wollen.

Viele Körperprobleme sind an das Erleben interpersoneller Unsicherheit geknüpft. Die Voraussetzung zur Behebung dieser Körperphänomene ist ein Klima, das sich deutlich von der interpersonalen Traumasituation unterscheidet. Eine vertrauensvolle Beziehung ist speziell für die körperliche Stabilisierung wichtig.

In diesem Zusammenhang sollte auf weiße Berufskleidung verzichtet werden, dies würde zu viel Distanz schaffen und den individuellen Körperausdruck maskieren. Vertrauen schafft auch der freundliche Empfang einer Begleitperson.

Da Pflegende ihren Patienten vornehmlich im »normalen« Lebensalltag beratend oder vermittels spezieller Trainingsansätze zur Seite stehen, sind sie auch diejenigen, die insbesondere auf Ernährung, Körperpflege und Sport am meisten Einfluss ausüben können. Sie können zudem vorleben, wie ein achtsamer Umgang mit dem Körper und den von ihm ausgehenden Signalen aussehen kann und sollte.

Anpassen von Übungen an die individuellen Voraussetzungen

Vorgegebene und manualisierte Übungen haben den Vorteil, dass sie erprobt sind, ihre Wirksamkeit belegt ist und damit eine relative Sicherheit in der Anwendung bieten. Die Kehrseite ist, dass sie oftmals als Patentrezepte verstanden werden. Dies bezieht sich zum einen auf die Auswahl der Übungen (Motto: »Wenn die Patientin durchdreht, mach ich die Tresorübung, und wenn's ihr wieder richtig gut gehen soll, dann mach ich anschließend noch den inneren sicheren Ort ...«), zum anderen auf die Darbietung der Übungen, die leider nicht selten zu einem schulbuchmäßigen Abspulen der zumeist abgedruckten

Übungsanleitungen verkümmert sind. Es gilt jedoch: Nicht der Patient muss sich den Übungen anpassen, sondern die Übungen müssen dem Patienten angepasst werden!

Jede Übung ist nur für bestimmte Patienten und in bestimmten Situationen wirksam. Das bedeutet, es gibt keine Übung, die für alle Patientinnen und Patienten gleichermaßen geeignet ist. Zwar gibt es so etwas wie »Klassenbeste«, also Techniken, die von vielen oder den meisten traumatisierten Menschen gut angenommen werden, doch das bedeutet nicht, dass dies auch im Einzelfall so sein muss.

Das bedeutet auch: Es gibt auch keine an sich »falschen« Übungen, es gibt aber durchaus falsche Anwendungen. Wenn eine Übung nicht den gewünschten Effekt erzielt oder etwas dabei nicht wie geplant verläuft, dann bedeutet das nicht, dass die Übung als solche »schlecht« ist. Vielmehr ist sie möglicherweise unpassend für diesen speziellen Patienten oder unpassend in seiner speziellen Situation oder sie wurde nicht entsprechend der Voraussetzungen des einzelnen Patienten angepasst.

Das bedeutet konkret:

- Übungen auswählen, die den individuellen Vorlieben der Patientinnen und Patienten entsprechen
- Maßschneidern der ausgewählten Übung: Das beginnt damit, störende Begrifflichkeiten durch passendere zu ersetzen, bestimmte Passagen, die dem Patienten Unbehagen bereiten, gänzlich zu streichen und unter Umständen gemeinsam mit dem Patienten eine ganz neue Übung zu kreieren
- Patienten in der Übung begleiten, ihre inneren und äußeren Prozesse achtsam wahrnehmen und auf diese eingehen. Dieses möglichst exakte Einschwingen wird als »Pacing« bezeichnet. Während der Übungen achtet der professionelle Helfer darauf, dass die betreffende Person auch wirklich gute Erfahrungen macht und formuliert entsprechende Hilfen, z. B.: »Ist die Körperhaltung angenehm? Wenn nein, dann ändern Sie sie so lange, bis sie sich möglichst gut anfühlt ... Wie ist es jetzt?«

Die Berücksichtigung der hier vorgestellten Überlegungen und Grundsätze bei der Konzeption traumasensibler pflegerischer Angebote zur Integration von Körper und Sinnen in den Pflegeprozess kann enttäuschenden Fehlversuchen auf diesem Gebiet vorbeugen. Zusätzlich ist es sinnvoll, auch den Patienten selbst dieses theoretische Grundlagenwissen zugänglich zu machen, am besten in Form von Beratungsgesprächen im Rahmen der Pflegeplanung.

Krisenintervention

In diesem Kapitel soll auf zwei Themen eingegangen werden, die in der Pflege von Menschen mit Traumafolgestörungen täglich auftreten:

- selbstverletzendes Verhalten,
- akute Dissoziationen.

Umgang mit selbstverletzendem Verhalten

Selbstverletzendes Verhalten ist eine von mehreren Formen der Selbstschädigung, bei der im Wesentlichen folgende Verhaltensweisen unterschieden werden können:

Risikoreiche Verhaltensweisen → Hier wird nicht absichtlich eine Selbstschädigung herbeigeführt, aber die Möglichkeit der Selbstschädigung bis hin zur Selbsttötung in Kauf genommen. Risikoreiche Verhalten zeigen sich z. B. im Straßenverkehr, beim Sport oder Geschlechtsverkehr, Alkohol- und Drogenkonsum sowie durch extremes Essverhalten.

Selbstverletzendes Verhalten → Eine absichtsvolle und gezielte Selbstschädigung kann viele Formen annehmen: Schneiden, Kratzen, Beißen, Verbrennen der Haut, Kopfschlagen oder Einnehmen giftiger Substanzen. Eine modernere, sozial unauffälligere Spielart ist das Übersäen des Körpers mit Tätowierungen oder Piercings.

Selbstverstümmelung → Hier werden Teile des Körpers dauerhaft oder irreparabel geschädigt, z. B. Abtrennung von Gliedmaßen, Durchtrennung von Sehnen.

Nach wie vor löst selbstverletzendes Verhalten bei vielen professionellen Helfern, auch bei psychiatrisch Pflegenden, eine enorme Hilflosigkeit aus (Sauter 2018c). Obwohl es gerade im stationären klinischen Bereich weitverbreitete Konzepte zum Umgang mit diesem Verhalten gibt, bleiben die persönlichen Meinungen und Ansätze von Pflegenden dennoch geteilt, was den Umgang mit der Symptomatik angeht. Nicht selten ist es auch das selbstverletzende Verhalten, das als Ursache für die sogenannten »Teamspaltungen« genannt wird (vgl. auch das Kapitel »Teamverantwortung«).

Selbstverletzendes Verhalten ist die Form der Selbstschädigung, die nach komplexen Traumatisierungen am häufigsten auftritt. Selbstverletzendes Verhalten stellt eine spezifische, zweischneidige Antwort auf dauerhaft negative Körpererfahrungen: Zum einen ist es ein autoaggressiver Mechanismus, der eine Wiederholung negativer Körpererfahrungen darstellt und insofern retraumatisierend wirkt; zum anderen ist es aber auch eine Anpassungsleistung und ein Konfliktlösungs- bzw. Selbstheilungsversuch, denn mit selbstverletzendem Verhalten soll immer etwas repariert werden.
Dies wird deutlich, wenn man sich die vielfältigen Funktionen selbstverletzenden Verhaltens vor Augen führt (vgl. SACHSSE 2002):

- Kontrollversuch
- Kommunikationssignal
- Antidissoziativum
- Antidepressivum
- Versuch der Selbstreinigung
- (Wieder-)Herstellung des biologischen Gleichgewichts
- Suizidprophylaxe
- Selbstfürsorge
- Selbstbestrafung
- Befriedigung oder Besänftigung von Täterintrojekten
- Tötungsversuch bedrohlicher innerer Persönlichkeiten oder halluzinogener Gestalten
- Narzisstisches Regulativ
- Machtdemonstration
- Autonomiebestrebung
- Identitätserhalt
- Sicherung der therapeutischen Beziehung
- Suchtbefriedigung

Die individuelle Problemstellung und Motivation, zu diesem Mittel der »Selbstmedikation« zu greifen, wird bei jedem anders sein. Es fällt auf, dass bei traumatisierten Patienten im Falle von regelmäßig auftretenden Selbstverletzungen sehr häufig ein machterhaltendes Kommunikationssignal bzw. ein Fürsorgeappell vermutet und nicht selten auch kritisiert wird. Der Effekt ist dann nicht selten eine vordergründig paradox gemeinte Reaktion im Sinne von: »Sie schneiden sich, um mehr Aufmerksamkeit zu erhalten – wir beachten Sie deshalb weniger.« In vielen Fällen ist diese einfache Reaktionskette jedoch deutlich zu kurz gegriffen, siehe das nächste Praxisbeispiel.

Beispiel Es ist ein sehr turbulenter Vormittag auf der geschlossenen akutpsychiatrischen Aufnahmestation. Frau Paul, eine Patientin mit den Diagnosen Posttraumatische Belastungsstörung und Borderline-Persönlichkeitsstörung, wird wegen ihrer Suizidgedanken bereits seit einer Woche dort behandelt. Frau Richardt, die pflegerische Stationsleitung, hatte bereits am Morgen den Kollegen angekündigt, dass sie sich heute Morgen persönlich mit Frau Paul beschäftigen würde, um mit dieser einen Pakt zum Ausschluss von Selbstverletzungen für diesen Tag zu schließen. »Schließlich stehen heute eine Menge Aufnahmen an, da können wir es nicht gebrauchen, dass Frau Paul mal wieder mit einer Selbstverletzung dazwischenkommt.«
Frau Richardt führt also ein längeres Gespräch mit Frau Paul, die auch ihrerseits zusichert, auf Selbstverletzungen verzichten zu wollen – sie sei jedoch unsicher, ob sie das ohne Unterstützung von Frau Richardt schaffen könne. »Ach, Frau Paul, Sie haben doch jetzt schon viel Erfahrung und kennen etliche Skills, die Sie anwenden können. Und wenn der Druck wirklich ganz schlimm wird, dann melden Sie sich bei mir oder den Kollegen, ist doch klar.«
Das Gespräch wird beendet, Frau Richardt hat ein gutes Gefühl. Frau Paul nimmt sich vor, die Absprache einzuhalten, weil ihr die gute Beziehung zu Frau Richardt wichtig ist.
Bis zum Mittagessen werden auf der Station fünf akut erkrankte neue Patienten aufgenommen, zwei davon gegen ihren Willen und mit lautstarkem Aufruhr auf der Station. Einmal wird sogar der Alarm ausgelöst und Frau Paul sieht, wie etliche Pflegekräfte anderer Stationen zur Tür hereingestürmt kommen. Sie will sich auf ihr Zimmer zurückziehen, doch vor ihrer Tür ist der Warteflur für die körperlichen Aufnahmeuntersuchungen und dort sitzt ein neu aufgenommener, sehr unruhiger Patient mit Alkoholfahne in Begleitung eines Krankenpflegers. Frau Paul spürt starke Flashbacks, es werden alte Erinnerungen getriggert und sie muss umdrehen, bevor sie ihr Zimmer erreicht hat.
Sie klopft an der Tür zum Stationszimmer, um wie vereinbart Hilfe anzufordern, doch dort ist niemand – wahrscheinlich sind alle Pflegekräfte in irgendeinem Zimmer bei einem Notfall. Da sie nicht weiß, wohin sie gehen soll, um sich sicherer zu fühlen, sucht sie den Stationsgarten auf, doch dort empfängt sie eine Mitpatientin recht aggressiv mit den Worten: »Dass du dich hierher traust, du schuldest mir noch eine Schachtel Kippen!«, und kommt bedrohlich auf Frau Paul zu. Diese dreht sich um und geht schnell zurück zur Station, vorbei an der Teeküche, wo sie sich eine Tasse aus dem Schrank nimmt und auf die Damentoilette mitnimmt. Dort schließt sie sich ein, zerschlägt die Tasse und schneidet sich den Unterarm mehrmals auf. Frau Paul muss an diesem Nachmittag noch

zur chirurgischen Wundversorgung begleitet werden und kann am Abend nur mithilfe eines Beruhigungsmittels allein im Zimmer bleiben. Kurzfristig war auch über eine Einzelbetreuung nachgedacht worden.
Am nächsten Morgen im Rahmen der Dienstübergabe erfährt Frau Richardt vom Ablauf des Vortages und kommentiert diesen vor den Kollegen so: »Also das ist ja mal wieder typisch – immer, wenn wir wirklich genug zu tun haben und hier der Bär steppt, dann muss Frau Paul erst mal auf sich aufmerksam machen und schnippeln. Am besten noch mit Einzelbetreuung, sonst reicht ihr die Aufmerksamkeit nicht aus. Ich hatte mir extra morgens noch Zeit für sie genommen, also langsam, aber sicher werde ich ärgerlich!« <

Was Frau Richardt übersieht: Hier handelt es sich weniger um eine Machtdemonstration der Patientin, sondern vielmehr um eine eskalierende Reaktionskette, der man im Vorfeld mit mehr Transparenz und Partizipation begegnen könnte.
Wenn ein Pakt geschlossen werden soll, sind bestimmte Faktoren zu berücksichtigen, wie im Folgenden beschrieben werden.

Traumasensible Interventionen bei selbstverletzendem Verhalten

Günstige Voraussetzungen für die Aufgabe dieses Verhaltens aufseiten der Patienten schaffen Unter anderem hilft hier das Vorhandensein eines stützenden, emotional schützenden Umfeldes und die Ansprechbarkeit eines guten Therapeuten bzw. von mindestens zwei Personen, die gerufen werden können, wenn der Impuls zu selbstverletzendem Verhalten auftritt. Die Patientin sollte eine Liste mit mindestens zehn Alternativen haben und mindestens zwei weiteren Personen mitteilen, dass man sich entschieden hat, mit dem selbstverletzenden Verhalten aufzuhören. Grundsätzlich ist die Bereitschaft vorauszusetzen, sich unwohl, ängstlich und frustriert zu fühlen und der Wille, mit dem selbstverletzenden Verhalten aufzuhören.
Schriftliche Sicherheitsverträge schließen und/oder mündliche Vereinbarungen Bestandteile solcher Verträge können zum Beispiel folgende Verpflichtungen sein: sich einen definierten Zeitraum lang nicht selbst zu verletzen, weder absichtlich noch durch Unfälle. Es empfiehlt sich dabei, Verträge für zunächst eher kurze Zeiträume (Stunden) abzuschließen, um den Patienten Erfolgserlebnisse zu vermitteln. Bei Aufkommen des Drangs zu Selbstverletzungen sollte dieser nicht in die Tat umgesetzt werden, bis mit der

Fachperson persönlich Kontakt aufgenommen wurde. Es reicht nicht aus, eine Nachricht auf Band oder bei jemand anderem zu hinterlassen und um Rückruf zu bitten.

Bestandteil der Vereinbarung sollte auch die Verpflichtung sein, zukünftig kein selbstschädigendes Verhalten im Beisein der Bezugsperson oder anderer Personen (z. B. Mitpatienten, eigene Kinder, Familienangehörige) mehr durchzuführen. Beim Auftreten selbstschädigender Impulse sollte vorher versucht werden, zuvor besprochene Ersatzstrategien (z. B. Eiswürfel in der Hand halten) zu verwenden oder in schweren Krisen Notfallmaßnahmen zu ergreifen (z. B. Aufsuchen der Klinik, Einnahme der Bedarfsmedikation ... im Dosierungsbereich von ...).

Wenn dem Drang zur Selbstverletzung nicht widerstanden werden kann, sollten ausschließlich saubere Verletzungswerkzeuge benutzt werden, auch sollten keine Verletzungswerkzeuge mit anderen geteilt werden, um Infektionen zu vermeiden (z. B. Hepatitis, HIV). Es sollte darüber hinaus eine gültige Tetanusimpfung und Wissen über Erste-Hilfe-Maßnahmen und Wundversorgung vorhanden sein.

Betroffene verpflichten sich, sich nur das Minimum an Verletzungen zuzufügen, das notwendig ist, um den Stress abzubauen. Dabei werden gemeinsam exakte Grenzen definiert bezüglich Anzahl und Tiefe und Dauer des selbstverletzenden Verhaltens, z. B. drei Schnitte, nur an der Hautoberfläche, maximal eine Minute. Wichtig ist es, alle drei Faktoren festzulegen. Verzichtet man beispielsweise auf den Zeitfaktor, so kann es passieren, dass der Patient sich zwar nur drei oberflächliche Hautschnitte zufügt, aber 30 Minuten an der Wunde herummanipuliert.

Das schädigende Verhalten sollte nur noch in fest vereinbarten Umgebungen durchgeführt werden, beispielsweise nur noch im Badezimmer. Dabei wird die Umgebung so gesäubert, dass andere nicht mit Verletzungsspuren konfrontiert werden. Insgesamt soll für eine angemessene Wundversorgung gesorgt werden, entweder durch die eigene Person oder bei schweren Verletzungen durch medizinisches Fachpersonal.

Forderung und Förderung, Verantwortung für das selbstverletzende Verhalten zu übernehmen Dies bedeutet, zu akzeptieren und zu würdigen, dass das selbstverletzende Verhalten ein in der Vergangenheit sinnvoller Konfliktlösungs- und Selbstheilungsversuch war. Andererseits soll auch anerkannt werden, dass es ein Verhalten ist, das seinerseits Schmerzen und Qualen verursacht. Ein verantwortlicher Umgang mit dem konkreten Akt der Selbstverletzung, bis das Verhalten endgültig aufgegeben werden kann, macht es erforderlich, dass der Patient, solange er noch nicht in der Lage ist, auf das selbstverletzende Verhalten zu verzichten, bestimmte Sicherheitsmaßnahmen und Regeln beachtet.

Regelungen und Absprachen dienen zum einen dazu, das schädliche Verhalten zu entmystifizieren, zu enttabuisieren und zu versachlichen. Damit werden dem schädigenden Verhalten oft wichtige Dynamiken genommen, beispielsweise die des Verbotenen, des Schuldhaften oder des Erpresserischen. Zum anderen stellen Sicherheitsverträge auch insofern eine Absicherung für Pflegende dar, dass sich an ihnen im Zweifelsfall ablesen lässt, dass die Problematik bekannt war und die Sorgfaltspflicht erfüllt wurde.

Keine Belohnung durch verstärkte Zuwendung

Patienten, die sich akut verletzt haben und sich beim Pflegepersonal melden, sollten die nötige Unterstützung möglichst unaufgeregt erhalten. Das bedeutet, nicht bei jedem selbstverletzenden Verhalten den Oberarzt zu rufen oder eine Notfallsituation zu schaffen, sondern einen möglichst normalen Umgang damit zu pflegen. Das macht das selbstverletzende Verhalten in seiner sozialen Appellfunktion uninteressant.

Richtig ist es, den Patienten immer dann verstärkte Aufmerksamkeit zukommen zu lassen, wenn sie sich nicht selbst verletzen.

In Kliniken ist genau dies aufgrund der Arbeitsabläufe leider nicht immer möglich, sodass oftmals allein durch strukturelle Gegebenheiten zur Aufrechterhaltung des Verhaltens beigetragen wird.
Ist die betreffende Wunde bereits älter und muss regelmäßig versorgt werden, so bietet es sich an, Verbandszeiten auf Station einzuführen, damit die Patienten nicht jederzeit den Wunsch nach Kontakt gleichzeitig mit dem Wunsch nach einem frischen Verband kombinieren können.

Identifikation von Auslösern und aufrechterhaltenden Konsequenzen

Um langfristig Kontrolle über das selbstverletzende Verhalten zu erlangen, sollten Patienten wissen, welche konkreten Situationen das selbstverletzende

Verhalten triggern und welche Bedingungen dazu beitragen, dass an diesem Verhalten festgehalten wird. Es geht also um eine Verbesserung der Selbstwahrnehmung, denn nur bewusst wahrgenommene Belastungssituationen lassen sich auch regulieren und bewältigen. Patientinnen und Patienten müssen lernen mitzubekommen, was ihnen nicht guttut, und wann es beginnt, ihnen schlecht zu gehen, weil sie nur so rechtzeitig verhindern können, dass sie sich selbst verletzen. Hier kann insbesondere das Modul Achtsamkeit aus der DBT eingesetzt werden, da es gezielt die Selbstwahrnehmungsfähigkeiten trainiert.

Ersatzstrategien

Sie können nicht vermeiden, sich irgendwann mit der Ursache, also dem »Schmerz hinter dem Schmerz« auseinanderzusetzen, bieten jedoch kurzfristige Vorteile. So gibt es keine Schädigung des Körpers und keine Erklärungsnot nach außen hin (»keine Wunden, keine Schuldgefühle!«). Damit Ersatzstrategien erfolgreich sind, sollten sie möglichst genau an das Gefühl anknüpfen, das den Impuls zum selbstverletzenden Verhalten auslöst.

Ärgerlich, frustriert, ruhelos → Mittel der Wahl ist heftiges Ausagieren, das nicht gegen Lebewesen gerichtet ist, z. B. leere Plastikflasche mit voller Wucht mehrfach auf den Boden schmeißen; alte Zeitung zerfetzen; Eiswürfel so gegen eine Mauer schmettern, dass sie zersplittern; das Zimmer oder das ganze Haus putzen; in schweren Schuhen herumtrampeln; joggen oder rennen.

Traurig, melancholisch, depressiv, unglücklich → Grundsätzlich ist hier alles richtig und passend, was als angenehm empfunden wird. Am besten ist es, wenn die Person sich eine Liste mit zehn Dingen anfertigt, die ihr Freude bereiten, z. B. Schaumbad, eincremen mit einer gut duftenden Lotion, ins Bett zurückziehen mit einer Tasse Kakao und einem guten Buch, Duftlampe anzünden, Lieblingsmusik hören. Im Notfall kann man etwas herausgreifen oder die Liste abarbeiten.

Dissoziative Zustände → Zum einen sollten sich Betroffene eine Selbstanweisung beibringen (»Das ist jetzt ein dissoziativer Zustand«), weil die Person auf diese Art und Weise mit einem Bein in der Realität bleibt und sich so leichter reorientieren kann. Zum anderen helfen starke physiologische Reize, z. B. intensive Duftstoffe riechen, Eis in der Hand pressen oder ein kaltes Bad nehmen, in eine Chilischote oder frischen Ingwer beißen, klare, schnelle, rhythmische Musik hören, Igelball rollen, jonglieren, Computerspiele.

Langeweile, Leere, fehlender Fokus → Hier hilft es, Tätigkeiten zu suchen, die Aufmerksamkeit und Konzentration erfordern, z. B. Computerspiele, Briefe schreiben, achtsam eine Rosine essen, Gegenstand im Raum genau betrachten und dann so exakt wie möglich beschreiben,

Präventionsstrategien

Lange Ärmel → Bei vielen Patienten löst allein der Anblick der Körperstellen, die oft verletzt werden, den Wunsch nach erneutem selbstverletzendem Verhalten aus. In diesem Fall ist es schlicht ratsam, diese Körperstellen zu bedecken, z. B. durch lange Ärmel – auch nachts.
Notfallkoffer mit entsprechenden Skills → Achtung: Der Notfallkoffer ist nur für Notfälle da, also wenn der Impuls zu selbstverletzendem Verhalten sehr stark wird.
Selbstverletzendes Verhalten abzustellen, ist für viele Patientinnen und Patienten sehr schwierig, weil sie es als sehr effektives Mittel zum Abbau von Spannungen erleben. Dieser »Lerneffekt« hat eine Geschichte wie die Ursache der Spannungen auch und muss individuell bearbeitet werden.

Dorothea Sauter (2018): Selbstverletzendes Verhalten. In: Sauter, D.; Abderhalden, C.; Needham, I.; Wolff, S. (Hg.): Lehrbuch Psychiatrische Pflege, 3. Aufl., S. 949–958. Bern: Huber, Hogrefe.

Umgang mit akut auftretendem dissoziativem Verhalten

Techniken des Dissoziationsstopps gehören zur »Grundausstattung« jedes professionellen Helfers, der mit traumatisierten Menschen arbeitet. Da sie das Ziel haben, einen dissoziativen Zustand zu durchbrechen, lautet das Grundprinzip: uneinfühlsam sein, abgegrenzt sein, stören!

Kurzinstruktion: Strategien für den Helfer

Situation mit klarer, deutlicher Stimme deklarieren, z. B.: »Hallo Frau Müller, ich bin Frau Reichel. Heute ist … und Sie sind hier in … (Ort). Ich habe gerade den Eindruck, Sie sind in einer früheren Situation und nicht in der Gegenwart. Das tut Ihnen überhaupt nicht gut. Ich werde deshalb jetzt versuchen, Sie in die Gegenwart zurückzuholen.« Meist reicht diese Art der Ansprache schon aus, um die Person zurückzuholen, dann weitermachen mit dem Schritt Orts-, Lage- und Themenwechsel, ansonsten:

Irritieren und unterbrechen, z.B. Person mit falschem Namen ansprechen (nicht bei Kindern!), nach Uhrzeit und Datum fragen, Gegenstand zu Boden fallen lassen, Geruchsreize anbieten, z.B. Teebaumöl, Minze. Zu bevorzugen: individuell angenehm erlebte Düfte. Nur wenn vorher vereinbart: Person an Schulter oder Arm mit festem Griff anfassen, vorher fragen: »Darf ich Sie anfassen?«

Niemals fragen: »Was ist gerade los mit Ihnen? Woran denken Sie gerade? Erzählen Sie doch mal.«, weil das traumatische Material dadurch stärker ins Bewusstsein kommt und der Zustand sich verstärken kann.

Beziehung in der Gegenwart herstellen, z.B.: »Schön, dass Sie wieder da sind!« oder: »Herr X, Sie wissen wieder, wer ich bin und wo Sie sind, ja? Nur, damit ich ganz sichergehen kann: Sagen Sie bitte mal, wo wir jetzt sind ... Und vielleicht noch meinen Namen ... Prima! Sehen Sie doch einmal aus dem Fenster: Welche Jahreszeit haben wir gerade?«

Lagewechsel, Ortswechsel, Themenwechsel Aufstehen, Ort des Geschehens verlassen, Aufmerksamkeit auf ein völlig anderes Thema lenken. Bei starker Dissoziation im Liegen ist es nützlich, die Betroffenen zumindest in einen stabilen Sitz zu bringen. Auch sehr regressionsfördernde Körperhaltungen wie Embryonalhaltung oder an den Körper gezogene Beine, wippende Bewegungen in Schwingsesseln usw. wirken ebenfalls verstärkend auf die Dissoziation. Wenn Berührung beim Lagewechsel nicht möglich ist, können auch Decken oder Kissen zu Hilfe genommen werden. Wichtig in jedem Fall: jeden Schritt kommentieren und deklarieren, wenn auch die Betroffenen scheinbar nichts hören – die meisten berichten später, dass sie durchaus wahrgenommen haben, was gesprochen wurde.

Imaginative Distanzierungstechnik Hierzu gibt es im Downloadbereich des Buches die Rücklauftechnik und die Tresorübung.

Alle Strategien aus dem individuellen Notfallkoffer, falls erreichbar.

Insbesondere die hier beleuchteten Krisensituationen und damit verbunden die stets spürbare Not der Betroffenen können professionell Pflegende auf verschiedenen Ebenen sehr fordern. Es ist deshalb wichtig, auch die eigenen Kraftreserven im Blick zu behalten und für die nötigen Ressourcen zu sorgen. Das folgende Kapitel zeigt auf, wie dies geschehen kann.

Selbstfürsorge

Es ist inzwischen bekannt, dass die Arbeit mit Menschen in Not die Helfer selbst in Not bringen kann. Dies gilt in besonderem Maße für psychosoziale Helfer, die mit traumatisierten Menschen arbeiten. Psychiatrisch Pflegende, die in der Regel im Alltag sehr eng mit ihren Patienten zusammenarbeiten, sind entsprechend gefährdet (Rixe & Luderer 2017). Schlimmstenfalls kann es zu einem Phänomen kommen, das als sekundäre Traumatisierung bezeichnet wird. Die Beschäftigung mit dem Trauma einer anderen Person ruft so massive Gefühle von Ohnmacht und Hilflosigkeit hervor (zentrales Kennzeichen traumatischer Situationen), dass sich dies auf das eigene Ich traumatisierend auswirkt.

Nicht weniger problematisch, aber häufiger anzutreffen, ist die sogenannte »Mitempfindensmüdigkeit«, die sich von einem reinen Burnout, das durch zu viel Arbeit im Allgemeinen entstehen kann, unterscheidet. Sie entsteht durch zu starkes Mitschwingen und die intensiven Übertragungsreaktionen auf traumatischen Stress (Huber 2006). Um diese Phänomene zu vermeiden und ihnen effektiv vorzubeugen, sollten Pflegende eine gewisse Kultur darin entwickeln, gut für sich zu sorgen. Grundsätzlich kann man dabei Psychohygiene- bzw. Selbstfürsorgemaßnahmen auf der professionellen und der privaten Ebene unterscheiden.

Professionelle Selbstfürsorge umfasst folgende Aspekte:

- Fundierte Ausbildung
- Berufsspezifische Weiterbildungen
- Grenzsetzungen im Rahmen der Arbeit
- Erholungszeiten innerhalb der Arbeitszeit
- Kollegiale Unterstützung
- Nutzen von Netzwerken und Fachgesellschaften
- Berufsbegleitende professionelle Unterstützung

Professionelle Selbstfürsorge hat viel mit den Arbeitsbedingungen zu tun, für die man sich aber auch im Team, in der eigenen Einrichtung und in Berufsverbänden oder Gewerkschaften einsetzen kann.

Private Selbstfürsorge umfasst diejenigen Maßnahmen, die eigenverantwortlich und selbstständig anwendbar sind, um etwas Gutes für sich zu tun und sich stabil und gesund zu erhalten. Professionell psychiatrische Pflegende wissen sehr viel über Ursachen, Erscheinungsformen und Symptome stressbedingter Leiden. Sie sollten aber auch wissen, wie belastet sie selbst sind.

Belastungsanalyse

Die Selbstanalyse des eigenen Belastungsgrades ist ein wichtiges Element, um langfristig bei guter psychischer Gesundheit zu bleiben.
Die konsequente Selbstbeobachtung in und nach Belastungssituationen kann sich an folgenden Fragen orientieren:

- Konkrete Beschreibung der Belastungssituation: Was ist wo und wann passiert?
- Welche Gedanken und Selbstgespräche erinnern Sie?
- Welche Bilder tauchten in dieser Situation auf?
- Was haben Sie in und nach der Situation gefühlt?
- Welche Körperreaktionen haben Sie wahrgenommen?
- Wie haben Sie reagiert?
- Welche kurz- oder längerfristigen, positiven oder negativen Konsequenzen hatte die Situation für Sie?
- Hat sich Ihr Verhalten in der Folge verändert?

Die Durchführung einer Belastungsanalyse erfolgt am besten schriftlich. Ein Schema zur Nutzung findet sich im Downloadbereich dieses Buches.
Zusätzlich bietet es sich an, individuell passende Techniken des Selbstschutzes zu erlernen. Sie können jeweils auf unterschiedlichen Ebenen ansetzen.

Ebenen der Selbstfürsorge

Selbstfürsorge umfasst unterschiedliche Ebenen, auf die wir als Individuen auch unterschiedlich gut ansprechen:
Emotionale Ebene → Grenzen setzen, Gefühle anschauen, Gefühle ausdrücken (Musik, Tanz, Theater), Familie und Freunde pflegen usw.
Körperliche Ebene → Sport, Ernährung, Entspannung usw.
Kognitive Ebene → Positive Selbstinstruktionen, Gedankenstopp, Negative Gedankenmuster identifizieren, Wahrnehmung lenken usw.
Spirituelle Ebene → Sinnfragen klären, evtl. auch in einer religiösen Gemeinschaft, Mandalas malen usw.
Es empfiehlt sich, an jedem der vier Bereiche zu arbeiten, denn je mehr Ebenen angesprochen werden – innerhalb einer bestimmten Übung oder mithilfe verschiedener Übungen –, desto besser ist im Allgemeinen der Effekt.

Wichtig ist, selbststabilisierende Maßnahmen regelmäßig in den Alltag einzubinden.
Auch das ist psychiatrisch Pflegenden in der Regel bewusst, die Umsetzung fällt ihnen aber genauso schwer wie anderen Menschen. Für viele stellt der Schichtdienst zudem eine Hürde dar, die eine Teilnahme an einem Sportkurs, Chor oder anderen sozialen Aktivitäten nur unregelmäßig erlaubt. Bestimmt haben Sie eine Idee, was Sie einem Patienten in dieser Situation empfehlen würden – haben Sie diese selbst auch schon mal ausprobiert?

Was mir selbst gut bekommt, kann ich auch überzeugend an andere weitergeben.

Daher empfiehlt sich für jene, die diese grundsätzlich wertvollen komplementären Methoden in ihr pflegerisches Repertoire aufnehmen möchten, genauso wie für die, die sich selbst damit etwas Gutes tun möchten, die Lektüre zusätzlicher Fachliteratur, die zahlreich und in guter Qualität verfügbar ist. Als Beispiel folgt ein knapper inhaltlicher Abriss aus der Praxis der Autorin.

Beispiel: Aromatherapeutische Anwendungen

Die Aromatherapie, die in den vergangenen Kapiteln bereits als geeignetes Mittel zur Selbstfürsorge traumatisierter Menschen immer wieder erwähnt wurde, eignet sich auch sehr für die aktive Selbstpflege und -regulation psychiatrisch Pflegender. Ätherische Öle können sowohl zum allgemeinen Stressabbau beitragen als auch bei gestörtem Schlafverhalten, bei stressbedingten Hautreizungen und ganz allgemein als »Nahrung« für die Seele eingesetzt werden. Sie sind ebenfalls hilfreich, wenn Belastendes innerlich »losgelassen« werden soll. In den letzten Jahren haben zahlreiche wissenschaftliche Untersuchungen dazu beigetragen, der Aromatherapie einen Platz als seriöse und wirksame Behandlungsmethode in Pflege und Medizin zu sichern (Struck 2009). Das Riechen ganz allgemein ist wieder als eine wichtige Wahrnehmung und Empfindung erkannt worden, die ganz wesentlich an unserem Wohlbefinden und an der Ausgeglichenheit unseres Stimmungsbarometers teilhat. Düfte verankern sich sehr fest in der Erinnerung – so ist es möglich, ganze »Duftreisen« zu unternehmen, wenn beispielsweise bei bestimmten Imaginationsübungen immer

derselbe, individuell passend empfundene, angenehme Duft zur Untermalung verwendet wird. Bald hat sich der Duft so sehr mit der angenehmen Vorstellung verbunden, dass ein kurzes Riechen am Duftfläschchen genügt, um sehr schnell einen entspannten Zustand zu erreichen.
Der Duft ätherischer Öle geht direkt ins limbische System, vorbei am Neokortex, dem Sitz des Bewusstseins (Wabner 2012). Da im limbischen System Erinnerungen und Gefühle gespeichert werden, können ätherische Öle einen Zugang zum Unterbewussten eröffnen.
In der praktischen Anwendung gilt es, einige Dinge zu beachten:
Um richtig und sicher wirken zu können, sollten die verwendeten Öle zu 100% naturrein sein. Das bedeutet:

- Sie sollten »genuin« sein – d. h. naturbelassen und nicht verändert.
- Sie sollten sortenrein sein – d. h. sie werden nicht mit Fraktionen anderer und billigerer Öle gestreckt.
- Sie sollten unverfälscht sein – d. h. sie sollten keine synthetischen Zusätze enthalten.
- Sie sollten authentisch sein – d. h. sie enthalten nur das Öl der angegebenen Stammpflanze.

Die Duftmoleküle der ätherischen Öle wirken über das »Andocken« an der Riechschleimhaut, aber sie gelangen bei Einreibungen auch direkt über die Haut in die Blutbahn und erreichen so das Gehirn. Die bisher bekanntesten Wirkungen sind: erfrischend und stimulierend, entspannend und ausgleichend, stimmungsaufhellend oder beruhigend, hautpflegend und hautregenerierend.
Die nachfolgenden Rezepte für Mischungen sollen lediglich einen kleinen Einblick geben und entstammen der Arbeitspraxis der Autorin. Sie sind besonders gut geeignet, um nach einem anstrengenden Arbeitstag abzuschalten und zur inneren Ausgeglichenheit zurückzufinden – ebenso gut helfen sie jedoch auch den Patienten bei ihrer kräftezehrenden Traumaarbeit.

Duftmischung »Würziger Trost« für Riechfläschchen oder Aromalampe

Zutaten: 8 Tropfen Grapefruit, 4 Tropfen Bergamotte, 3 Tropfen Tonka-Extrakt, 2 Tropfen Mairose, 1 Tropfen Benzoe Siam
Diese Zutaten ggf. vervielfachen und eine Mischung in einem sauberen Fläschchen herstellen. Diese Mischung sollte einige Zeit »reifen«, damit sich die Aromen miteinander verbinden können, am besten vier Wochen vor der ersten Anwendung mischen, gelegentlich leicht schwenken.

Bad zur Stimmungsaufhellung

Zutaten: 2 Tropfen Rosenholz, 4 Tropfen Basilikum, 2 Tropfen Zitrone, 2 Tropfen Muskatellersalbei, als Emulgator 2–3 EL süße Sahne oder Honig

Öle unter die Sahne mischen und die Mixtur in das Vollbad geben. Circa 15 Minuten baden, anschließend 30 Minuten ausruhen oder zu Bett gehen.

Körper- bzw. Massageöl zur Nervenberuhigung und Entspannung

Zutaten: 4 Tropfen Kamille, 4 Tropfen Lavendel, 3 Tropfen Melisse, 3 Tropfen Zimt, 30 ml Sonnenblumenöl und 30 ml süßes Mandelöl (oder Jojobaöl)

Zunächst die Basisöle in einer dunklen Flasche mischen, anschließend die ätherischen Öle hinzufügen. Flasche verschließen, gut durchmischen und mindestens 20 Minuten stehen lassen, damit die Öle sich verbinden können. Zur Anwendung etwas Öl zwischen den Händen verreiben und entweder nach dem Bad in die noch feuchte Haut einmassieren oder als Massageöl verwenden (bei den Füßen beginnen und zu den Schultern hocharbeiten).

Natürlich gibt es noch viele weitere Möglichkeiten, ätherische Öle anzuwenden, die teilweise dem Erfahrungswissen traditioneller Volksmedizin entspringen, etwa das Kräuter- oder Hopfenkissen bei Einschlafschwierigkeiten. Selbstverständlich tut es fürs Erste auch ein einzelner Duft (z. B. reines Lavendel- oder Orangenöl), denn viele naturreine Öle sind aufgrund der aufwendigen Gewinnungsverfahren recht kostspielig in der Anschaffung. Abschließend sei auch erwähnt, dass die gute Wirksamkeit der Öle auf ihrer Wirkstoffkonzentration basiert – dies bedeutet wie immer bei wirksamen Mitteln oder Medikamenten, dass es auch Unverträglichkeiten geben kann – dies sollte zuvor individuell getestet oder im Zweifel mit einem Allergologen besprochen werden.

Dietrich Wabner, Christiane Beier (Hg.) (2012): Aromatherapie. Grundlagen, Wirkprinzipien, Praxis. München: Urban & Fischer.

Schlusswort

Welche Vorstellung haben Sie nun, da Sie dieses Buch gelesen haben, vom Ansatz der traumasensiblen psychiatrischen Pflege? Dass traumasensible Pflege sehr viel mit der Stärkung individueller Ressourcen zu tun hat? Dass es oberste Priorität hat, den Überlebenden seelischer Traumatisierungen die Erfahrung sicherer zwischenmenschlicher Bindungen zu ermöglichen? Und dass solch heilsame Erfahrungen niemals ohne die Grundprinzipien Information, Transparenz und Kontrolle möglich sein werden? Dass es in uns eine innere Kindpersönlichkeit gibt, die gut versorgt sein möchte? Dass traumasensible Pflege sich einer sehr offenen und einem stetigen Lernprozess unterworfenen Teamkultur verpflichtet sieht?

Was auch immer Sie sich herausgreifen mögen, um es fortan in der einen oder anderen Weise zu beherzigen oder umzusetzen: Der zentrale Wirkfaktor unserer pflegerischen Beziehungen zu unseren Patientinnen und Patienten lässt sich weder aufschreiben noch durch Lektüre erlernen. Es geht dabei um die persönliche Feinfühligkeit der Pflegekraft, im richtigen Moment das Richtige anzubieten – und das ist, bei aller nachweislich wirksamen Technik, meistens eine zutiefst (mit-)menschliche Haltung, es geht dabei um Engagement, Zuwendung, Trost, Schutz, Anstand und Warmherzigkeit. Die bekannte Traumatherapeutin Michaela Huber (2006) beklagt zu Recht, dass diese Begriffe im allgemeinen öffentlichen Sprachgebrauch aus der Mode gekommen zu sein scheinen. Dennoch sind sie unsere kraftvollsten Mittel gegen die Hilflosigkeit, die einen angesichts des Leids, das Menschen anderen Menschen antun, überkommen kann.

Es sind jedoch nicht nur unsere Haltung und unser Fachwissen, die den Ansatz der traumasensiblen Pflege erfolgreich machen – auch die von Traumatisierung betroffenen Menschen müssen den Mut und die Fähigkeiten aufbringen, sich auf dieses Hilfsangebot einzulassen. Der dann beginnende Veränderungsprozess verläuft individuell verschieden, sodass es kaum möglich ist, Prognosen darüber abzugeben, wie es Ihnen ergehen wird, wenn Sie sich – ausgestattet mit einigem Handwerkszeug aus diesem Buch – auf die Reise mit Ihren Patientinnen und Patienten machen.

Ich hoffe, dass dieses Buch Sie ermutigen konnte, sich ganz konkret mit der Versorgung traumatisierter Menschen zu beschäftigen und in der Zukunft auf diesem Gebiet wirksam zu werden. Vielleicht fühlen Sie sich jedoch auch einfach nur bestätigt in dem, was Sie ohnehin schon lange tun – auch das wäre ein Gewinn.

Traumasensible psychiatrische Pflege leistet ihren Beitrag zu einer immer effektiveren und umfassenderen Versorgung psychisch erkrankter Menschen in unserer Gesellschaft, indem sie sich der Ursache vielfachen Leids zuwendet: sexuellem Missbrauch, Misshandlung, Vernachlässigung. Der Fokus auf die Integration des Erlebten, die Annahme und Wertschätzung von Symptomen in ihrer Funktion als Selbsttherapie sowie die starke Betonung von Selbstkontrolle und Selbstverantwortung machen gewisse Modifikationen klassischer psychiatrischer Pflegetechniken notwendig. Sie sind aber auch reizvoll, denn von den Grundprinzipien der traumasensiblen Pflege können auch andere Nutzergruppen sehr profitieren.

Ich wünsche Ihnen, dass es Ihnen gelingt, nicht nur Ihre Patientinnen und Patienten zur Arbeit an ihren Verletzungen zu ermutigen, sondern auch Kollegen, Angehörige und Vorgesetzte mit Ihrem Mut anzustecken, sich vorbehaltlos derjenigen anzunehmen, die bisher nur wenig gute Erfahrungen mit anderen Menschen machen durften.

Literatur

ABDERHALDEN, C. (2018a): Milieugestaltung. In: SAUTER, D.; ABDERHALDEN, C.; NEEDHAM, I.; WOLFF, S. (Hg.): Lehrbuch Psychiatrische Pflege, 3. Aufl., S. 475 – 491. Bern: Huber, Hogrefe.

ABDERHALDEN, C. (2018b): Der Pflegeprozess. In: SAUTER, D.; ABDERHALDEN, C.; NEEDHAM, I.; WOLFF, S. (Hg.): Lehrbuch Psychiatrische Pflege, 3. Aufl., S. 347 – 378. Bern: Huber, Hogrefe.

ABDERHALDEN, C.; NEEDHAM, I. (2018): Psychoedukation. In: SAUTER, D.; ABDERHALDEN, C.; NEEDHAM, I.; WOLFF, S. (Hg.): Lehrbuch Psychiatrische Pflege, 3. Aufl., S. 533 – 541. Bern: Huber, Hogrefe.

ABDERHALDEN, C.; NEEDHAM, I., WOLFF, S.; SAUTER, D. (2018): Auffassungen von Pflege. In: SAUTER, D.; ABDERHALDEN, C.; NEEDHAM, I.; WOLFF, S. Hg.): Lehrbuch Psychiatrische Pflege, 3. Aufl., S. 43 – 56. Bern: Huber, Hogrefe.

ACHTERBERG, J. (1990): Gedanken heilen: Die Kraft der Imagination. Grundlagen einer neuen Medizin. Reinbek: Rowohlt.

AHRENS, R. (2018): Pflegehandeln im Rahmen der Dialektisch-Behavioralen Therapie. In: SAUTER, D.; ABDERHALDEN, C.; NEEDHAM, I.; WOLFF, S. (Hg.): Lehrbuch Psychiatrische Pflege, 3. Aufl., S. 521 – 527. Bern: Huber, Hogrefe.

ANTHONY, W.A. (1993): Recovery from mental illness: the guiding vision of the mental health service system in the 1990s. Psychosocial Rehabilitation Journal, 16 (4), S. 11 – 23.

ANTONOVSKY, A. (1997): Salutogenese: Zur Entmystifizierung der Gesundheit. Übersetzt und hg. von A. Franke. Tübingen: dgvt.

BOHUS, M.; WAGNER, A. (2005): Dialektisch-behaviorale Therapie früh traumatisierter Patientinnen mit Borderline-Störung. In: EGLE, U.T.; HOFFMANN, S.O.; JAROSCHKY, P. (Hg.): Sexueller Missbrauch, Misshandlung, Vernachlässigung, S. 570 – 596. Stuttgart: Schattauer.

BOHUS, M.; WOLF-AREHULT, M. (2013): Interaktives Therapieprogramm für Borderline-Patienten. Das Therapeutenmanual. 2., aktual. u. erweit. Aufl. Stuttgart: Schattauer.

BORG, M.; KRISTIANSEN, K. (2004): Recovery-oriented professionals: helping relationships in mental health services. Journal of Mental Health, 13 (5), S. 493 – 505.

BOWERS, L.; JAMES, K.; QUIRK, A.; SIMPSON, A.; STEWART, D.; HODSOLL, J. (2015): Reducing conflict and containment rates on acute psychiatric wards: the Safewards cluster randomized controlled trial. International Journal of Nursing Studies, 52 (9), S. 1412 – 1422.

Callaghan, P.; Playle, J.; Cooper, L. (2009): Mental Health Nursing Skills. New York: Oxford University Press.

Ciompi, L. (1982): Affektlogik. Stuttgart: Klett-Cotta.

Decety, J.; Grèzes, J. (2006): The power of simulation: imagining one's own and other's behavior. Brain Research, 1079 (1), S. 4 – 14.

DeGPT – Deutschsprachige Gesellschaft für Psychotraumatologie (ohne Jahr): Begleiterscheinungen der PTBS. https://www.degpt.de/informationen/fuer-betroffene/trauma-und-traumafolgen/wie-äußern-sich-traumafolge störungen/posttraumatische-belastungsstörung/begleiterscheinungen-der-ptbs.html (08.11.2018)

DeGPT – Deutschsprachige Gesellschaft für Psychotraumatologie (2016): Mindeststandards zur Zusatzqualifikation Traumapädagogik – Traumzentrierte Fachberatung. https://www.degpt.de/DeGPT-Dateien/2017 FVTP DeGPT Curriculum neu.pdf (08.11.2018).

Dregan, M.; Gulliford, M.C. (2012): Foster care, residential care and public care placement patterns are associated with adult life trajectories: population-based cohort study. Social Psychiatry and Psychiatric Epidemiology, 47 (9), S. 1517 – 1526.

Dilling, H.; Mombour, W.; Schmidt, M.H. (Hg.) (2013): Internationale Klassifikation psychischer Störungen: ICD-10 Kapitel V (F) – Klinisch-diagnostische Leitlinien. Bern: Huber.

Falkai, P.; Wittchen, H.U. (Hg.) (2015): Diagnostisches und Statistisches Manual Psychischer Störungen DSM-5. Göttingen: Hogrefe.

Fiechter, V.; Meier, M. (1998): Pflegeplanung. Basel: Recom.

Filipp, S.H. (2010): Kritische Lebensereignisse. Weinheim: Beltz Psychologie Verlagsunion.

Fischer, G.; Riedesser, P. (1998): Lehrbuch der Psychotraumatologie. München: Reinhardt.

Fischer, G. (2010): Trauma als Lebenskrise. In: Färber, H.P.; Seyfarth, T.; Blunck, A.; Vahl-Seyfarth, E.; Leibfritz, J. (Hg.): Umgang mit Lebenskrisen. Verstehen – begleiten – bewältigen, S. 27 – 43. Mössingen: KBF Körperbehindertenforschung Neckar-Alb e.V.

Flatten, G.; Gast, U.; Hofmann, A.; Knaevelsrud, C.; Lampe, A.; Liebermann, P.; Maercker, A.; Reddemann, L.; Wöller, W. (2013): Posttraumatische Belastungsstörung. S3-Leitlinie und Quelltexte. Stuttgart: Schattauer.

Freud, A. (1964/1967): Anmerkungen zum psychischen Trauma. In: Freud, A.: Die Schriften der Anna Freud. Band VI. 1956 – 1965. Forschungsergebnisse aus der Hampstead Child-Therapy Clinic und andere Schriften, S. 1819–1828. Frankfurt a. M.: Fischer Taschenbuch Verlag.

Glaesmer, H.; Matern, B.; Rief, W.; Kuwert, P.; Braehler, E. (2015): Traumatisierung und posttraumatische Belastungsstörungen. Auswirkung von Art und Anzahl traumatischer Erfahrung. Der Nervenarzt, 86 (7), S. 800–806.

Herman, J.L. (2015): Trauma and Recovery: The Aftermath of Violence – from Domestic Abuse to Political Terror. New York: Basic Books.

Hofmann, A. (2006): EMDR: Therapie Posttraumatischer Belastungssyndrome. 3. Aufl. Stuttgart: Thieme.

Huber, M. (2005): Der innere Garten. Paderborn: Junfermann.

Huber, M. (2006): Wege der Traumabehandlung. Trauma und Traumabehandlung, Teil 2. Paderborn: Junfermann.

Karameros, A.; Sack, M. (2013): Grundstrategien in der psychotherapeutischen Behandlung. In: Sack, M.; Sachsse, U.; Schellong, J. (Hg.): Komplexe Traumafolgestörungen, S. 201–246. Stuttgart: Schattauer.

Kiresuk, T.J.; Lund, S.H.; Larsen, N.E. (1982): Measurement of goal attainment in clinical and health care programs. Drug intelligence & clinical pharmacy, 16 (2), S. 145–153.

Kissling, W.; Pitschel-Walz, G. (2004): Psychoedukation: Wirksamkeit und Durchführung. In: Rössler, W. (Hg.): Psychiatrische Rehabilitation, S. 391–411. Berlin: Springer.

Kistner, W. (2002): Der Pflegeprozess in der Psychiatrie. 4. Aufl. Stuttgart: Urban & Fischer.

Klups, K.; Sachsse, U. (2004): Traumatisierte auf Station. In: Sachsse, U. (Hg.): Traumazentrierte Psychotherapie, S. 359–378. Stuttgart: Schattauer.

Knuf, A. (2016): Empowerment und Recovery. 5., erweiterte Aufl. Köln: Psychiatrie Verlag.

Kremer, G.; Schulz, M. (2016): Basiswissen: Motivierende Gesprächsführung in der Psychiatrie. 3. Aufl. Köln: Psychiatrie Verlag.

Kunkel, R. (2014): Mut zum Besuch beim inneren Kind. Kempfenbrunn: Klecks-Verlag.

Lampe, A.; Mitmansgruber, U.; Gast, U.; Schüssler, L.; Reddemann, L. (2008): Therapieevaluation der Psychodynamisch Imaginativen Traumatherapie (PITT) im stationären Setting. Neuropsychiatrie, 22 (3), S. 189–197.

Lauber, C.; Rössler, W. (2004) Empowerment: Selbstbestimmung oder Hilfe zur Selbsthilfe. In: Rössler, W. (Hg.): Psychiatrische Rehabilitation. Berlin: Springer, S. 146–156.

Liedl, A.; Schäfer, U.; Knaevelsrud, C. (2010): Psychoedukation bei Posttraumatischen Störungen. Manual für Einzel- und Gruppensetting. Stuttgart: Schattauer.

Linden, M. (2011): Die Traumaschwemme. Verhaltenstherapie, 21 (3), S. 152 – 153.

Linehan, M.M. (1996): Dialektisch-Behaviorale Therapie der Borderline-Persönlichkeitsstörung. München: CIP-Medien

Lüdecke, C.; Voigt, W.; Teunissen, S.; Schäfer, I. (2013): Behandlung von Patienten mit Suchtproblemen. In: Sack, M.; Sachsse, U.; Schellong, J. (Hg.): Komplexe Traumafolgestörungen, S. 447 – 464. Stuttgart: Schattauer.

Maerker, A.; Forstmeister, S.; Wagner, B.; Glaesmer, H.; Brähler, E. (2008): Posttraumatische Belastungsstörung in Deutschland. Ergebnisse einer gesamtdeutschen epidemiologischen Untersuchung. Der Nervenarzt, 79 (5), S. 577 – 586.

Maerker, A. (2018) Trauma und Posttraumatische Belastungsstörung (PTBS) In: Pausch, M.J.; Matten, S.J. (Hg.): Trauma und Traumafolgestörung in Medien, Management und Öffentlichkeit, S. 3 – 12. Wiesbaden: Springer.

Matthess, H.; Schüepp, R. (2013): Dissoziative Störungen. In: Sack, M.; Sachsse, U.; Schellong, J. (Hg.): Komplexe Traumafolgestörungen, S. 421 – 436. Stuttgart: Schattauer.

Menne, B.; Wise, K. (2013): Behandlungsvorbereitung. In: Sack, M.; Sachsse, U.; Schellong, J. (Hg.): Komplexe Traumafolgestörungen, S. 186 – 200. Stuttgart: Schattauer.

Needham, I. (2018): Die Person des Helfers. In: Sauter, D.; Abderhalden, C.; Needham, I.; Wolff, S. (Hg.): Lehrbuch Psychiatrische Pflege, 3. Aufl., S. 297 – 308. Bern: Huber, Hogrefe.

Ochberg, F.M. (1993): Post-traumatic therapy. In: Wilson, J.P.; Raphael, B. (Hg.): International Handbook of Traumatic Stress Syndromes, S. 773 – 748. New York: Plenum Press.

Phillips, M.; Frederick, C. (2015): Handbuch der Hypnotherapie bei posttraumatischen und dissoziativen Störungen. 3. Aufl. Heidelberg: Carl Auer, S. 65 ff.

Prescott, L. (2007): Leading the way: pioneering a future without violence: an interview with Laurie Ahern. Mental Disability Rights International. http://homelesshub.ca/resource/leading-way-pioneering-future-without-violence-interview-laurie-ahern (11.05.2018).

Rabenschlag, F.; Needham, I. (2018): Recovery. In: Sauter, D.; Abderhalden, C.; Needham, I.; Wolff, S. (Hg.): Lehrbuch Psychiatrische Pflege, 3. Aufl., S. 870 – 891. Bern: Huber.

Read, J.; Goodman, L.; Morrison, A.P.; Ross, C.A., Aderholdt, V. (2004): Childhood trauma, loss and stress. In: Read, J.; Mosher, L.; Bentall, R. (Hg.): Models of Madness, S. 223 – 252. New York: Brunner-Routledge.

Reddemann, L. (1998): Psychotherapie auf der inneren Bühne. Persönlichkeitsstörungen, 2 (2), S. 88 – 96.

Reddemann, L. (2000): Trauma und Imagination. Vortrag anlässlich der Psychotherapiewoche Langeoog. http://www.traumhaus-bielefeld.de/wp-content/uploads/Luise-Reddemann-Trauma-und-Imagination-2000.pdf (02.09.2018).

Reddemann, L. (2003): Imagination als heilsame Kraft: Hör-CD mit Übungen zur Aktivierung von Selbstheilungskräften. Stuttgart: Klett-Cotta.

Reichel, A.M. (2013): Psychosomatische und psychiatrische Pflege bei Patienten mit komplexen Traumafolgestörungen. In: Sack, M.; Sachsse, U.; Schellong, J. (Hg.): Komplexe Traumafolgestörungen, S. 505 – 529. Stuttgart: Schattauer.

Reichel, A.M. (2014): Recovery-Orientierung in der Arbeit mit traumatisierten Menschen. Psychiatrische Pflege Heute, 20 (1), S. 17 – 23.

Reichel, A.M. (2016): Traumazentrierte Psychiatrische Pflege – State of the art. PTT – Persönlichkeitsstörungen – Theorie und Therapie, 20 (4), S. 269 – 281.

Richter, D.; Schwarze, T.; Hahn, S. (2013): Wie kann Recovery in die psychiatrische Pflege integriert werden? In: Burr, C.; Schulz, M.; Winter, A.; Zuaboni, G. (Hg.): Recovery in der Praxis. Voraussetzungen, Interventionen, Projekte. Köln: Psychiatrie Verlag.

Rixe, J.; Luderer, C. (2017): Das Trauma aus zweiter Hand: Sekundäre Traumatisierungen von psychiatrisch Pflegenden. Pflege & Gesellschaft, 22 (3), S. 213 – 230.

Rudolf, G. (2012): Opfer-Überzeugungen. Die »neuen« Störungsbilder – Faszination und Schwierigkeiten. Forum der Psychoanalyse, 28 (4), S. 359 – 372.

Sachsse, U. (1989): Psychotherapie mit dem Sheriff-Stern. Zum Umgang des Therapeuten mit der Hausordnung in der stationären Psychotherapie und zu möglichen Auswirkungen auf seine Sozialisation zum Psychoanalytiker. Gruppenpsychotherapie Gruppendynamik, 25 (2), S. 141 – 158.

Sachsse, U. (2002): Selbstverletzendes Verhalten. 6. Aufl. Göttingen: Vandenhoeck & Ruprecht.

Sachsse, U. (2004): Traumazentrierte Psychotherapie. Theorie, Klinik und Praxis. Stuttgart: Schattauer.

Sachsse, U.; Faure, H. (2006): Von der therapeutischen Gemeinschaft zum Patienten-Coaching. Zur Gestaltung der therapeutischen Beziehung in Psychiatrie und Psychotherapie – Entwicklungen und Perspektiven. In: Duncker, H.; Koller, M.; Foerster, K. (Hg.): Ulrich Venzlaff zum 85. Geburtstag, S. 33 – 57. Lengerich: Pabst.

Sachsse, U. (2007): Zur Versorgung von Borderline-Patienten in der Allgemeinpsychiatrie. Persönlichkeitsstörungen, 11, S. 169 – 174.

Sachsse, U. (2012): Vier Unterrichtseinheiten für Erwachsene mit Inneren Problemkindern. In: Herbold, W.; Sachsse, U. (Hg.): Das so genannte Innere Kind, S. 65 – 91. Stuttgart: Schattauer.

Sachsse, U. (2016): Persönliches Gespräch mit dem ehemaligen Chefarzt und heutigen medizinischen Berater der Abteilung für Psychotherapie und Traumazentrierte Psychotherapie des Asklepios Fachklinikum Göttingen, Göttingen. Eigenes Gesprächsprotokoll vom 17. Juni.

Sachsse, U., Dulz, B. (2016): Trauma – auf dem Weg zur Normalität. Editorial. In: Persönlichkeitsstörungen – Theorie und Therapie, 20 (4), S. 229 – 230.

Sack, M.; Sachsse, U. (2013:) Therapiemethoden und Behandlungstechniken. In: Sack, M.; Sachsse, U.; Schellong, J. (Hg.): Komplexe Traumafolgestörungen, S. 247 – 297. Stuttgart: Schattauer.

Sack, M.; Karameros, A. (2013): Was ist nachteilig für die Behandlung und sollte vermieden werden? In: Sack, M.; Sachsse, U.; Schellong, J. (Hg.): Komplexe Traumafolgestörungen, S. 298 – 302. Stuttgart: Schattauer.

Safewards (2018): Website, aufgerufen am 25.04.2018. http://www.safewards.net/de/

Sauter, D.; Abderhalden, C.; Needham, I.; Wolff, S. (2018): Lehrbuch Psychiatrische Pflege. 3. Aufl. Bern: Huber, Hogrefe.

Sauter, D. (2018a): Missbrauchs- und Traumaerfahrungen. In: Sauter, D.; Abderhalden, C.; Needham, I.; Wolff, S.: Lehrbuch Psychiatrische Pflege, 3. Aufl., S. 827 – 842. Bern: Huber, Hogrefe.

Sauter, D. (2018b): Körperbezogene Interventionen. In: Sauter, D.; Abderhalden, C.; Needham, I.; Wolff, S. (Hg.): Lehrbuch Psychiatrische Pflege, 3. Aufl., S. 455 – 467. Bern: Huber, Hogrefe.

Sauter, D. (2018c): Selbstverletzendes Verhalten. In: Sauter, D.; Abderhalden, C.; Needham, I.; Wolff, S. (Hg.): Lehrbuch Psychiatrische Pflege, 3. Aufl., S. 949 – 958. Bern: Huber, Hogrefe.

Schellong, J. (2013): Diagnostische Klassifikation von Traumafolgestörungen. In: Sack, M.; Sachsse, U.; Schellong, J. (Hg.): Komplexe Traumafolgestörungen, S. 42 – 58. Stuttgart: Schattauer.

SCHEYDT, S.; NEEDHAM, I. (2014): Reizabschirmung im psychiatrischen Kontext. Psychiatrische Pflege Heute, 20 (6), S. 31 – 315.

SCHLEGEL, C. (2012): Wie wollen wir zusammen leben? Der Expertendialog. In: MERKEL, A. (Hg.): Dialog über Deutschlands Zukunft. Hamburg: Murmann Verlag.

SCHÜEPP, R.; MATTHESS, H.; MENNE, B. (2013): Komplexe Traumafolgestörungen und Borderline-Persönlichkeitsstörung. In: SACK, M.; SACHSSE, U.; SCHELLONG, J. (Hg.): Komplexe Traumafolgestörungen, S. 409 – 420. Stuttgart: Schattauer.

SCHULTZ-VENRATH, U.; FREESE, G. (2011): »Trauma« auf dem Weg zur Modediagnose? Der Neurologe & Psychiater, 12 (9), S. 10 – 11.

STANG, K.; SACHSSE, U. (2014): Trauma und Justiz. Stuttgart: Schattauer.

STEFAN, H.; ALLMER, F.; SCHALEK, K.; EBERL, J.; HANSMANN, R.; JEDELSKY, E.; PANDZIC, R.; TOMACEK, D.; VENCOUR, M.C. (2013): POP – Praxisorientier te Pflegediagnostik. Pflegediagnosen – Ziele – Maßnahmen. 2. Aufl. Wien: Springer.

STREUWE, C.; DRIESSEN, M.; BEBLO, T. (2017): Traumaorientierte Psychotherapie – Technik, Anwendungsmöglichkeiten und Ergebnisse. Der Psychotherapeut, 62 (2), S. 143 – 155.

STRUCK, D. (2009) Grußwort. In: STADELMANN, I.: Bewährte Aromamischungen. Wiggensbach: Stadelmann Verlag.

TERR, L.C. (1991): Childhood traumas: an outline and an overview. American Journal of Psychiatry, 148 (1), S. 10 – 20.

THE LINEHAN INSTITUTE (2019): Website. https://dbt-lbc.org/index.php?page=101147#consultation (12.01.2019).

VAN DER HART, O.; BROWN, P.; VAN DER KOLK, B.A. (1989): Pierre Janet's treatment of post-traumatic stress. Journal of Traumatic Stress, 2 (4), S. 379 – 396.

WABNER, D.; BEIER, C. (Hg.): (2012) Aromatherapie. Grundlagen, Wirkprinzipien, Praxis. München: Urban & Fischer.

WOLFF, S. (2018): Pflegebeziehung und Interaktion. In: SAUTER, D.; ABDERHALDEN, C.; NEEDHAM, I.; WOLFF, S.: Lehrbuch Psychiatrische Pflege, S. 309 – 346. Bern: Huber, Hogrefe.

ZUREK, G.; FISCHER, G. (2003): Übertragung und Gegenübertragung in der Psychotherapie von Patienten mit psychotraumatischen Belastungssyndromen (PTBS). Zeitschrift für Psychotraumatologie und Psychologische Medizin, 1 (2), S. 7 – 18.

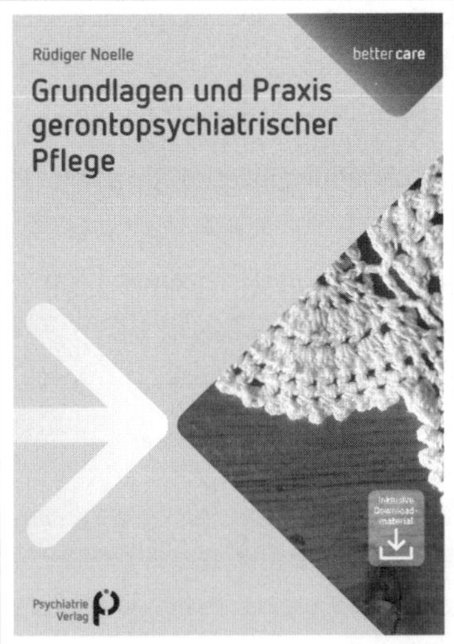

Rüdiger Noelle

Grundlagen und Praxis gerontopsychiatrischer Pflege

1. Auflage 2015
168 Seiten + Downloadmaterial
ISBN Print 978-3-88414-624-8, 25,00 Euro
ISBN E-Book (PDF) 978-3-88414-869-3, 19,99 Euro

Volker Röseler

Professionelle Pflege bei Zwangsstörungen

1. Auflage 2015
141 Seiten + Downloadmaterial
ISBN Print 978-3-88414-634-7, 25,00 Euro
ISBN E-Book (PDF) 978-3-88414-877-8, 19,99 Euro

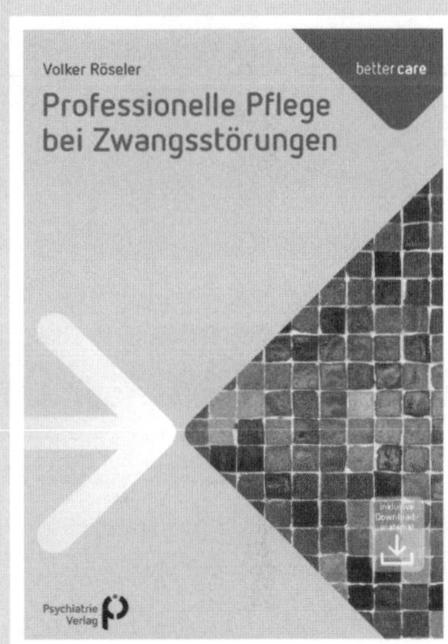

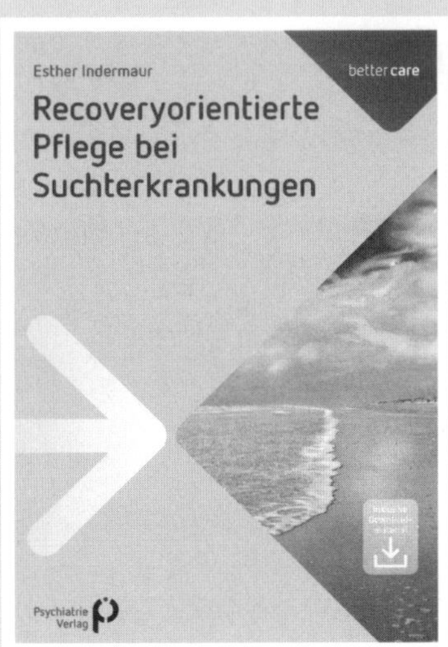

Esther Indermaur

Recoveryorientierte Pflege bei Suchterkrankungen

1. Auflage 2016
168 Seiten + Downloadmaterial
ISBN Print 978-3-88414-643-9, 25,00 Euro

Psychiatrie Verlag

Telefon 0221 167 989 -0, Fax 0221 167 989-20,
E-Mail: verlag@psychiatrie.de, Internet: www.psychiatrie-verlag.de

Basiswissen

Die Reihe Basiswissen: vermittelt nicht nur theoretische Grundlagen, sondern gibt praktische Tipps für den Umgang mit bestimmten Klientengruppen sowie für spezielle Berufsfelder und Themenbereiche.

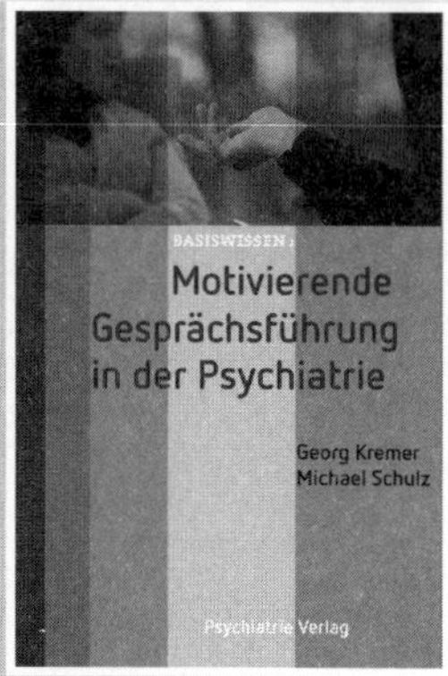

»Die Einführung ist ebenso leicht verständlich wie praxisbezogen verfasst und ermöglicht einen Einblick in das besondere, Autonomie fördernde und an Stärken orientierte Konzept.«
Michaela J. Albrecht,
Ergotherapie und Rehabilitation

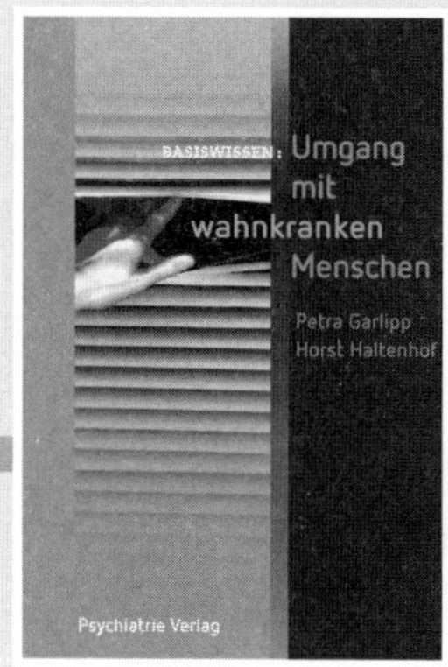

»Macht Wahn Sinn? Nach der Lektüre dieses Buches ein noch einmal eindeutigeres JA!«
Daniela Schreyer, Kontakt

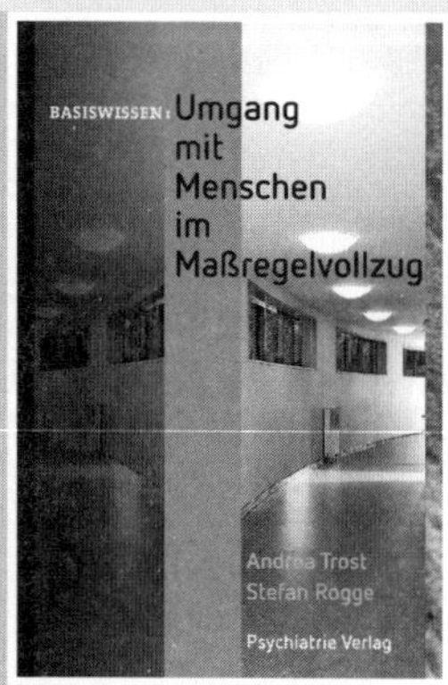

»Es werden dem Leser gut verständlich anhand von praxisnahen Beispielen erwünschte Werte, Normen und Verhaltensweisen verdeutlicht – kurz: eine professionelle forensisch-psychiatrische Haltung.«
Daria Olsen, Psychiatrische Pflege

Psychiatrie Verlag

Telefon 0221 167 989 -0
E-Mail: verlag@psychiatrie.de
www.psychiatrie-verlag.de

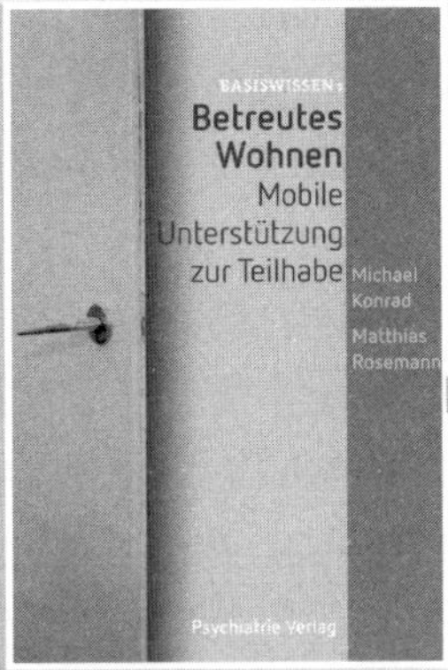

»Es hat etwas Erfrischendes, das Buch in die Hand zu nehmen. Denn Michael Konrad und Matthias Rosemann, die Verantwortung in gemeindepsychiatrischen Einrichtungen in Ravensburg und Berlin tragen, rütteln nicht nur den Leser, sondern vor allem den psychiatrischen Praktiker wach.«
Christoph Müller, www.dfpp.de

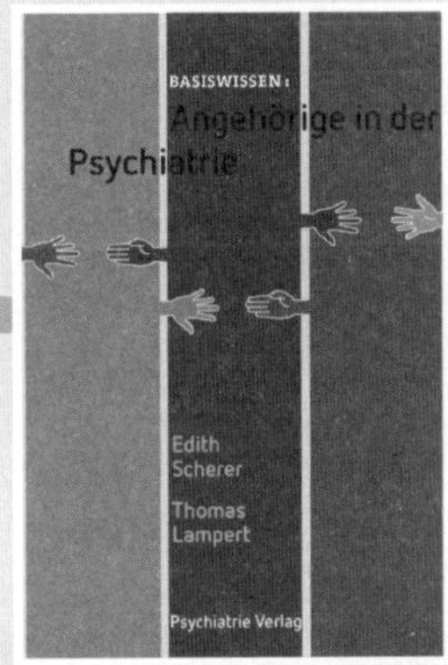

»Endlich einmal ist zusammenfassend zu lesen, welchen Belastungen Angehörige ausgesetzt sind, welche Bewältigungsstrategien ihnen zur Verfügung stehen und welche Möglichkeiten der Zusammenarbeit es mit Angehörigen gibt.«
Alexandra Chuonyo, unbeirrbar

Weitere Bände

Thomas Bock: **Umgang mit psychotischen Patienten** | Burkhart Brückner: **Geschichte der Psychiatrie** | Michael Büge: **Cannabiskonsum und psychische Störungen** | Astrid Delcamp: **Kontakt- und Begegnungsstätten für psychisch erkrankte Menschen** | Michael Eink, Host Haltenhof: **Umgang mit suizidgefährdeten Menschen** | Christiane Haerlin, Irmgard Plößl: **Berufliche Beratung psychisch Kranker** | Jens Gräbener: **Umgang mit traumatisierten Menschen** | Martin Hautzinger, Larissa Wolkenstein: **Umgang mit bipolaren Patienten** | Andreas Knuf: **Empowerment und Recovery** | Malika Laabdallaoui, Ibrahim Rüschoff: **Umgang mit muslimischen Patienten** | Albert Lenz: **Psychisch kranke Eltern und ihre Kinder** | Sascha Lutz: **Glücksspielsucht** | Angela Mahnkopf: **Umgang mit depressiven Patienten** | Ewald Rahn: **Umgang mit Borderline-Patienten** | Martin Reker: **Umgang mit alkoholabhängigen Patienten** | Andreas Riedel, Jens Jürgen Clausen: **Autismus-Spektrum-Störungen bei Erwachsenen** | Hilde Schädle-Deininger: **Psychiatrische Pflege** | Günther Schwarz: **Umgang mit demenzkranken Menschen**